周口市紧密型医共体建设中医药系列丛书

JIATING ZHONGYIYAO
BAOJIAN SHOUCE

家庭中医药保健手册

龚广峰　主编

全国百佳图书出版单位

中国中医药出版社

·北 京·

图书在版编目（CIP）数据

家庭中医药保健手册 / 龚广峰主编 . —北京：中国
中医药出版社，2022.12
（周口市紧密型医共体建设中医药系列丛书）
ISBN 978 - 7 - 5132 - 7633 - 7

Ⅰ.①家…　Ⅱ.①龚…　Ⅲ.①中医学–保健–手册

Ⅳ.①R212–62

中国版本图书馆 CIP 数据核字（2022）第 091137 号

中国中医药出版社出版

北京经济技术开发区科创十三街 31 号院二区 8 号楼
邮政编码　100176
传真　010 – 64405721
三河市同力彩印有限公司印刷
各地新华书店经销

开本 710×1000　1/16　印张 6　彩插 1.75　字数 102 千字
2022 年 12 月第 1 版　2022 年 12 月第 1 次印刷
书号　ISBN 978 – 7 – 5132 – 7633 – 7

定价　32.00 元
网址　www.cptcm.com

服务热线　010 – 64405510
购书热线　010 – 89535836
维权打假　010 – 64405753

微信服务号　zgzyycbs
微商城网址　https：//kdt.im/LIdUGr
官方微博　http：//e.weibo.com/cptcm
天猫旗舰店网址　https：//zgzyycbs.tmall.com

如有印装质量问题请与本社出版部联系（010 – 64405510）

周口市紧密型医共体建设中医药系列丛书

编委会

总　序

　　周口市位于河南省的东南部,地处黄淮海平原腹地,是典型的农业大市、人口大市。因优质医疗资源不足和整体医疗资源发展不平衡、不充分等问题,存在不同程度的群众看病难、看病贵、因病致贫、因病返贫问题,市外转诊率居高不下,医保经费的增长赶不上医疗费用增长,群众的卫生健康问题已经成为制约传统农区社会发展、乡村振兴、群众幸福指数提升的关键因素。如何让群众不仅看得上病、看得好病,看病便宜、看病方便,而且少生病、不生病,更加健康、更加长寿,真正体现以人民为中心的发展思想,是周口医改的主要着力点。

　　近年来,周口市委、市政府认真贯彻习近平总书记关于深化医疗卫生体制改革的重要指示精神,强化以人民群众生命健康为中心的发展理念,提出了全力打造"市县一体、五医联动、数字赋能、中医至上"市、县、乡、村四级联动的紧密型县域医共体建设周口模式。构建"市委统揽、政府主导、部门协同、县级落实"的工作推进机制,加快健全医疗卫生服务体系。坚持市级统筹,市域一体,做强市级医院、做优县级医院、做活乡镇卫生院、做稳村级卫生所。充分利用市级三级医院和国内知名互联网医院专家、技术的优势,构建"互联网＋医疗健康"服务体系,使群众在家门口就能享受国家、省、市级医院专家的诊疗。真正实现疑难杂症在市级医院救治,大病重病在县级医院治疗,常见病在乡镇卫生院、社区卫生服务中心就诊,小病在村级卫生所(室)就诊。打造区域医疗中心,深化医防融合,提升服务效率;坚持预防、中医、西医在资源分配、财政投入各占1/3的原则;完善中医医疗服务网络,围绕周口地方病、慢性病、多发病,发挥中医药治未病的独特优势,防止小病变大病、慢病变急病、轻病变重病。

　　建立智慧医疗健康大数据平台,通过组建智慧家庭医生服务团队、市县乡多学科专家团队、专科联盟团队、互联网医院团队、远程医疗服务团队和监测评价体系，实现以基层为重点、中西医并重、防治管结合、上联下带的市域整合型医疗卫生服务体系和运行效果监管评价体系。对不同年龄段的人群进行全生命周期的健康管理，实现"以医疗为中心"向"以健康为中心"的转变。

充分发挥中医药在治未病中的主导作用、在治疗重大疾病中的协同作用及在疾病康复过程中的核心作用；树立中医药文化自信，传承精华，守正创新；加大中医药人才培养力度；做好中医药适宜技术的培训，特别是保健、治未病中医常见技术推广、普及、宣传；使中医药技术在基层卫生机构和家庭保健中得到广泛使用，达到家喻户晓、人人能用。真正把这一祖先留给我们的宝贵财富继承好、利用好、发挥好。

中医药学源远流长，中医典籍汗牛充栋。周口市中医院汲取中医药传统精髓，结合地域特点，组织编撰《周口市紧密型医共体建设中医药系列丛书》，将对全市中医药技术的推广应用起到积极作用。值付梓，是以为序。

程维明

2022 年 3 月

前言
PREFACE

　　中医药是中华民族的伟大创造和智慧结晶,是古代科学的绚丽瑰宝和传统文化的杰出代表,是世界医药的璀璨明珠和人类命运的健康使者,书写着五千年灿烂历史和丰富的养生理念,铭记着岐伯、扁鹊、华佗、张仲景、孙思邈等千古名医,弘扬着医祖、医圣、药王、药圣的仁心仁术,流传着《黄帝内经》《伤寒论》《本草纲目》《针灸甲乙经》等医药典籍,传承着独参汤、四物汤、六味地黄丸、安宫牛黄丸,以及针灸推拿、刮痧拔罐等济民良方和无双技法。中医药秉持整体观念,主张辨证施治,遵循三因制宜原则,在常见病、多发病、慢性病、疑难病的防治和治未病方面具有独特优势,发挥着无可替代的作用。

　　本书为面向家庭的基础性实用医疗防护、养生保健读本,以"中医为民服务,人人享有中医"为主题,以"简、便、效、廉、验"为主线,着重介绍中医传统特色疗法技术操作,易懂易行、易学易做。书中引经据典,编辑整理、收集摘录了经络穴位、名方验方、药膳食疗、体质养生等诸方面常用中医药养生保健知识,目的在于促进中医药走进基层社区、惠及百姓万家,更好地为人民群众提供优质健康服务。

《家庭中医药保健手册》

编委会

2022 年 7 月

目录
CONTENTS

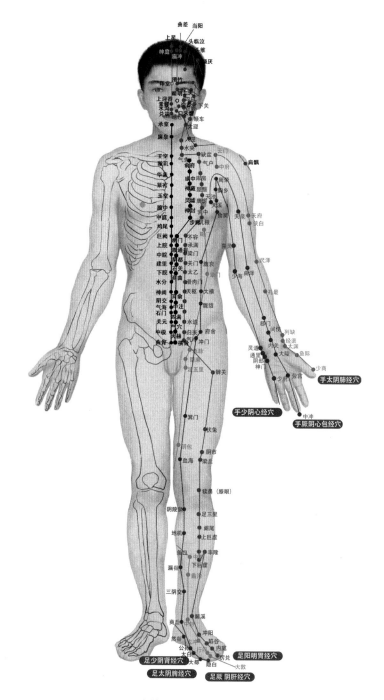

人体经络穴位图（1）

1

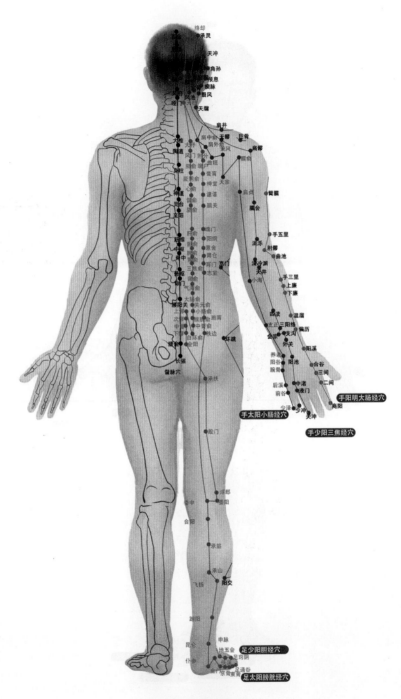

人体经络穴位图（2）

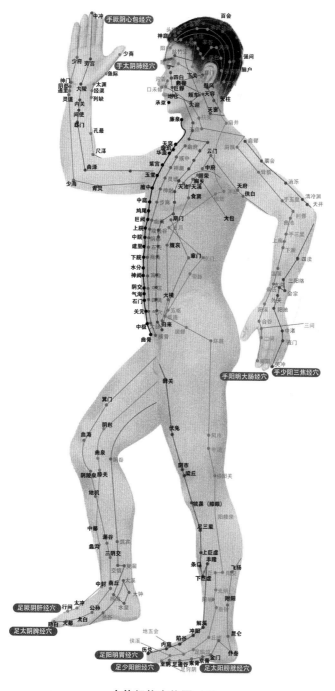

人体经络穴位图（3）

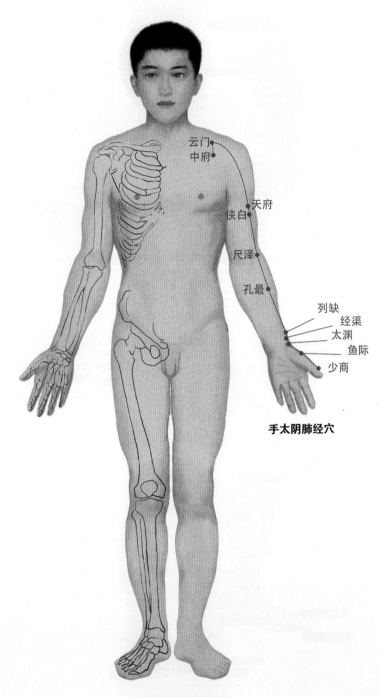

云门
中府
天府
侠白
尺泽
孔最
列缺
经渠
太渊
鱼际
少商

手太阴肺经穴

手太阴肺经穴

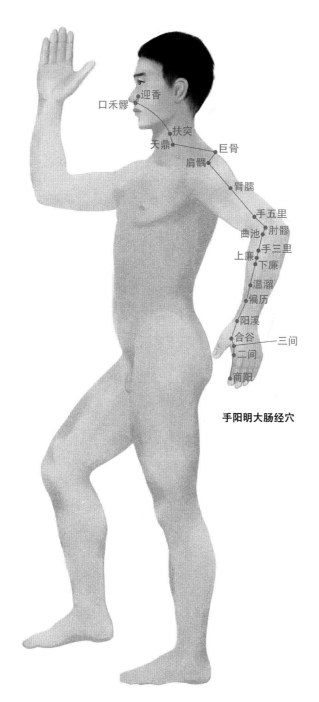

迎香
口禾髎
扶突
天鼎　巨骨
肩髃
臂臑
手五里
曲池　肘髎
上廉　手三里
下廉
温溜
偏历
阳溪
合谷　三间
二间
商阳

手阳明大肠经穴

手阳明大肠经穴

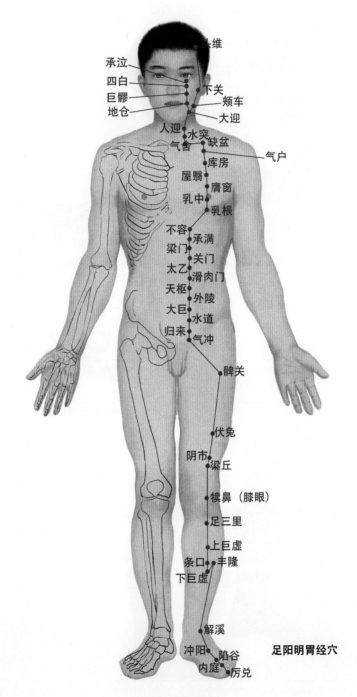

头维
承泣
四白
巨髎
地仓
下关
颊车
大迎
人迎 水突
气舍 缺盆
气户
库房
屋翳 膺窗
乳中
乳根
不容 承满
梁门 关门
太乙 滑肉门
天枢 外陵
大巨 水道
归来 气冲
髀关
伏兔
阴市
梁丘
犊鼻（膝眼）
足三里
上巨虚
条口 丰隆
下巨虚
解溪
冲阳 陷谷
内庭 厉兑

足阳明胃经穴

足阳明胃经穴

6

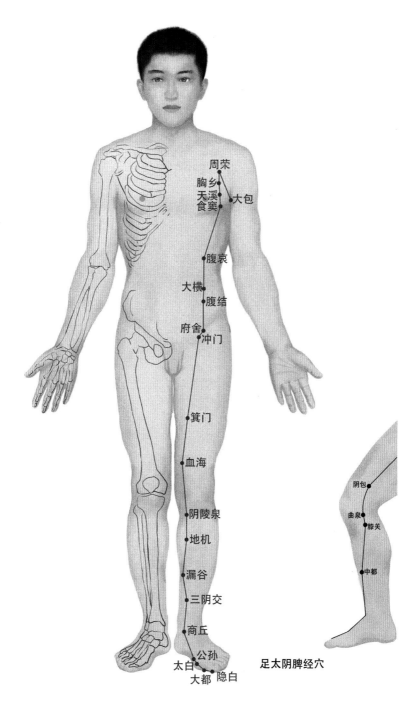

周荣
胸乡
天溪
食窦
大包
腹哀
大横
腹结
府舍
冲门
箕门
血海
阴陵泉
地机
漏谷
三阴交
商丘
公孙
太白
大都 隐白

阴包
曲泉
膝关
中都

足太阴脾经穴

足太阴脾经穴

7

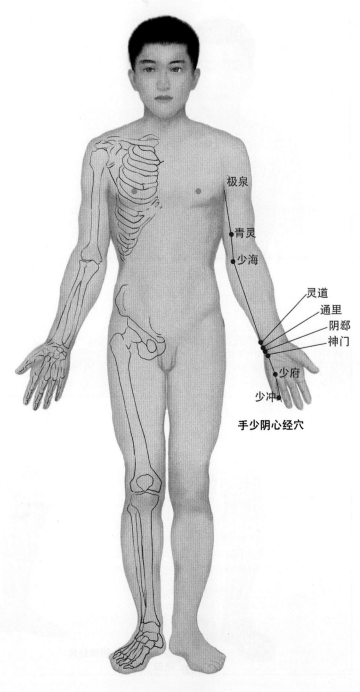

极泉

青灵

少海

灵道
通里
阴郄
神门
少府
少冲

手少阴心经穴

手少阴心经穴

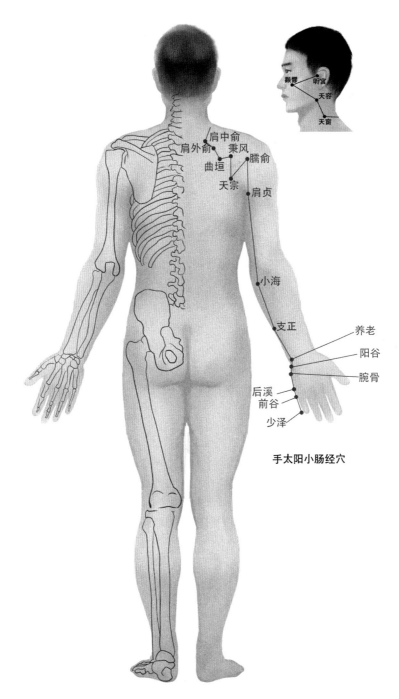

颧髎　听宫
天容
天窗

肩中俞
肩外俞　秉风
曲垣　　臑俞
天宗　肩贞

小海

支正

养老
阳谷
腕骨

后溪
前谷
少泽

手太阳小肠经穴

手太阳小肠经穴

9

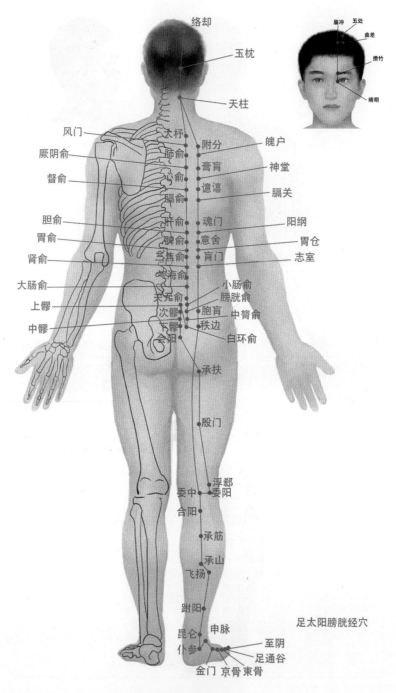

络却

玉枕

天柱

风门　　太杼
厥阴俞　　肺俞　　附分　　魄户
督俞　　心俞　　膏肓　　神堂
　　膈俞　　谵谵　　膈关
胆俞　　肝俞　　魂门　　阳纲
胃俞　　脾俞　　意舍　　胃仓
肾俞　　三焦俞　　肓门　　志室
大肠俞　　气海俞
上髎　　关元俞　　小肠俞　　膀胱俞
次髎　　胞肓　　中膂俞
中髎　　下髎　　秩边　　白环俞
会阳

承扶

殷门

浮郄
委中　　委阳
合阳

承筋

承山

飞扬

跗阳

昆仑　　申脉
仆参　　　　至阴
　　　　足通谷
金门　京骨　束骨

眉冲　　五处
　　曲差
　　　攒竹
　　　睛明

足太阳膀胱经穴

足太阳膀胱经穴

10

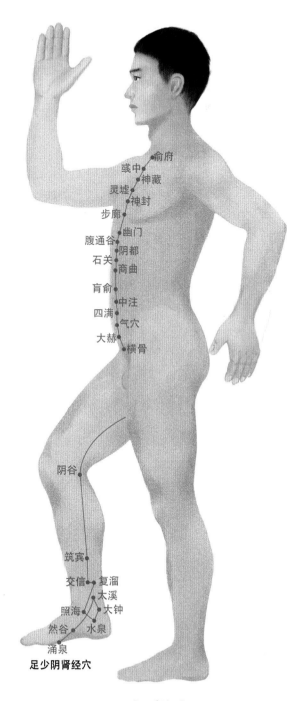

俞府
彧中　神藏
灵墟　神封
步廊　幽门
腹通谷　阴都
石关　商曲
肓俞　中注
四满　气穴
大赫　横骨

阴谷

筑宾
交信　复溜
太溪
照海　大钟
然谷　水泉
涌泉
足少阴肾经穴

足少阴肾经穴

11

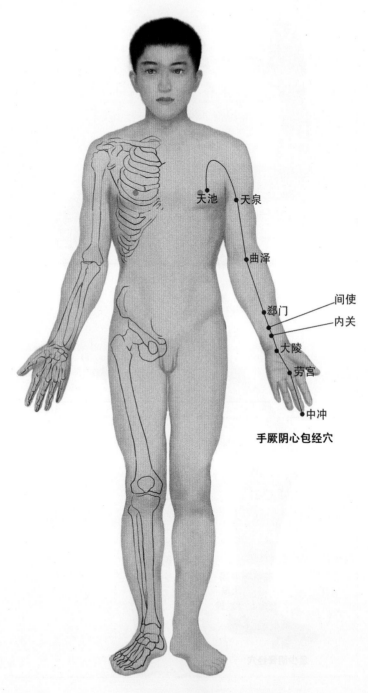

天池 天泉

曲泽

间使

郄门

内关

大陵

劳宫

中冲

手厥阴心包经穴

手厥阴心包经穴

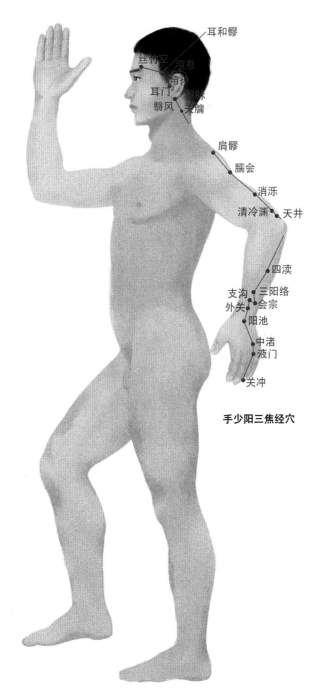

耳和髎
丝竹空 颅息
角孙
耳门 瘈脉
翳风 天牖

肩髎
臑会
消泺
清冷渊 天井

四渎
支沟 三阳络
外关 会宗
阳池
中渚
液门
关冲

手少阳三焦经穴

手少阳三焦经穴

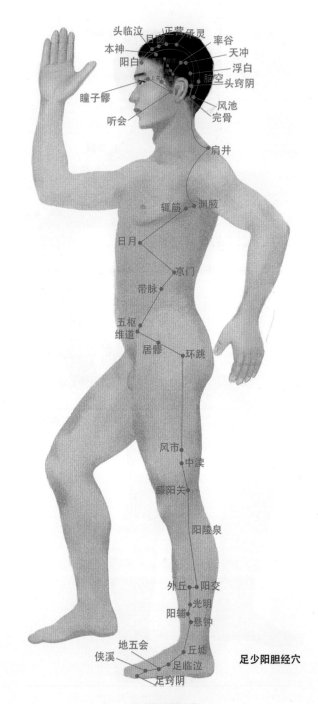

头临泣　正营　承灵　率谷　天冲
目窗
本神　　　　　　　　浮白
阳白　　　脑空　头窍阴
　　　　　上关
瞳子髎
　　　　　　　　风池
听会　　　　　　　完骨

肩井

辄筋　渊腋

日月

京门

带脉

五枢
维道

居髎　环跳

风市

中渎

膝阳关

阳陵泉

外丘　阳交
　　　光明
阳辅　悬钟

丘墟　　　足少阳胆经穴

地五会

侠溪　　足临泣
　　　足窍阴

足少阳胆经穴

14

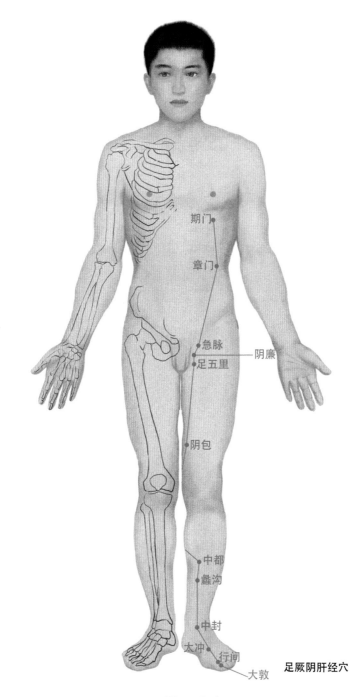

期门
章门
急脉
阴廉
足五里
阴包
中都
蠡沟
中封
太冲
行间
大敦

足厥阴肝经穴

足厥阴肝经穴

15

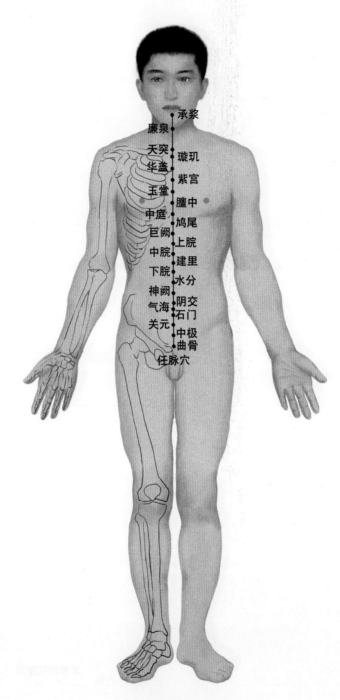

承浆
廉泉
天突
华盖
玉堂
中庭
巨阙
中脘
下脘
神阙
气海
关元

璇玑
紫宫
膻中
鸠尾
上脘
建里
水分
阴交
石门
中极
曲骨

任脉穴

任脉经穴

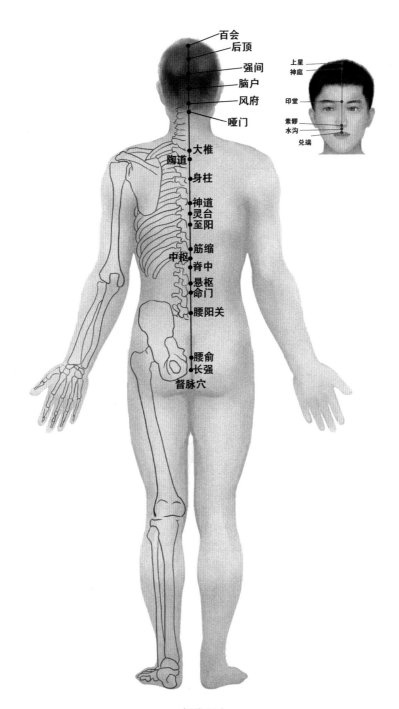

百会
后顶
强间
脑户
风府
哑门
大椎
陶道
身柱
神道
灵台
至阳
筋缩
中枢
脊中
悬枢
命门
腰阳关
腰俞
长强
督脉穴

上星
神庭
印堂
素髎
水沟
兑端

督脉经穴

17

一、经络腧穴基本知识

（一）常用腧穴定位与功效

1. 穴位测量法

（1）手指比量法（手指同身寸法、指寸法）

中指同身寸法：中指屈曲时，中节桡（内）侧两端纹头之间为1寸。

拇指同身寸法：拇指指关节的宽度作为1寸。

横指同身寸法：将四指并拢，以中指第二节横纹处为准，四指的宽度为3寸，又称"一夫法"。

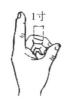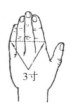

（2）头部直寸、骨度折量寸

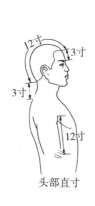

头部直寸

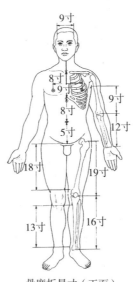

骨度折量寸（正面）

2. 常用穴位定位及主治

（1）列缺

定位：前臂桡侧缘，桡骨茎突上方，腕横纹1.5寸。

简易取穴：两虎口相交，一手食指压在另一手桡骨茎突上，食指指尖到达处。

主治：咳嗽气喘，咽喉肿痛，腕痛，偏头痛，项强。

（2）少商

定位：人体的手拇指末节桡侧，距指甲角0.1寸。

主治：咽喉肿痛，中风，昏迷。

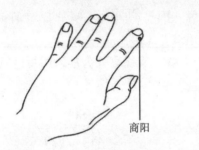
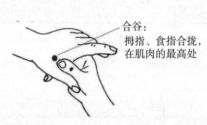

商阳

合谷：
拇指、食指合拢，
在肌肉的最高处

（3）商阳

定位：人体的手食指末节桡侧，距指甲角0.1寸。

主治：耳聋，牙痛，咽喉肿痛，颊肿，手指麻木，昏迷。

（4）合谷

定位：在手背，第1、2掌骨之间，第2掌骨桡侧的中点处。

简易取穴：拇指食指并拢，第1、2掌骨间背侧肌肉最高处。

主治：头痛，眩晕，齿痛，口眼㖞斜，上肢不遂。

（5）手三里

定位：在前臂背面桡侧，阳溪与曲池连线上，肘横纹下2寸。

简易取穴：屈肘取穴，在肘横纹头下3横指处。

主治：齿痛，手臂麻痛，肘挛不伸，上肢不遂，腹胀，吐泻。

（6）曲池

定位：在肘横纹外侧端，屈肘，当尺泽与肱骨外上髁连线中点。

简易取穴：肘关节弯曲最大程度，肘横纹细缝靠近肘尖的部位。

主治：咽喉肿痛，齿痛，手臂肿痛，上肢不遂，腹痛，吐泻。

（7）迎香

定位：正坐或仰卧，在鼻翼外缘中点旁，当鼻唇沟中。

简易取穴：鼻翼旁边凹陷处。

主治：鼻塞，鼻出血，鼻渊，口眼㖞斜，面麻，面肿。

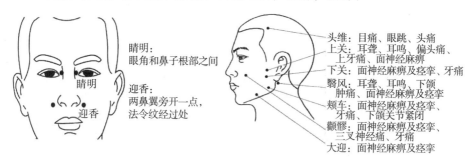

睛明：
眼角和鼻子根部之间

迎香：
两鼻翼旁开一点，
法令纹经过处

头维：目痛、眼跳、头痛
上关：耳聋、耳鸣、偏头痛、
　　　上牙痛、面神经麻痹
下关：面神经麻痹及痉挛、牙痛
翳风：耳聋、耳鸣、下颌
　　　肿痛、面神经麻痹及痉挛
颊车：面神经麻痹及痉挛、
　　　牙痛、下颌关节紧闭
颧髎：面神经麻痹及痉挛、
　　　三叉神经痛、牙痛
大迎：面神经麻痹及痉挛

（8）颊车

定位：正坐或仰卧，在面颊部，下颌角上方，约一横指，当咀嚼时咬肌隆起，按之凹陷处。

简易取穴：咬牙，面部咬肌凸起最高处。

主治：口眼㖞斜，颊肿，齿痛，牙关紧闭。

（9）天枢

定位：脐中旁开2寸。

简易取穴：仰卧，人体中腹部，肚脐向左右三指宽处。

主治：腹痛，腹胀，肠鸣，泄泻，痢疾，便秘，绕脐切痛，水肿，月经不调，痛经，带下，肠梗阻，小儿单纯性消化不良。

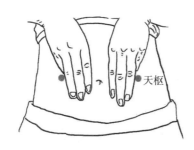

天枢

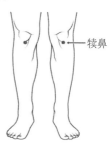

犊鼻

（10）犊鼻

定位：在膝部，髌骨与髌韧带外侧凹陷中。

简易取穴：坐位，屈膝90°，膝盖下面外侧凹陷处（外膝眼）。

主治：膝痛、屈伸不利，脚气。

（11）足三里

定位：在小腿外侧，当犊鼻下3寸，距胫骨前缘一横指。

简易取穴：站位弯腰，同侧虎口围住髌骨上外缘，余四指向下，中指指尖处。

主治：膝痛，胃痛，呕吐，腹胀，肠鸣，泄泻，便秘，痢疾，癫狂，中风，疳积，身体羸瘦。

（12）三阴交

定位：在小腿内侧，当足内踝尖上3寸，胫骨内侧缘后方。

简易取穴：正坐或仰卧，胫骨内侧后缘，内踝尖直上4横指。

主治：下肢痿痹，肠鸣腹胀，泄泻，月经不调，带下，经闭，痛经，阴挺，不孕，滞产，小便不利，遗尿，遗精，阳痿，失眠。

（13）阴陵泉

定位：在小腿内侧，当胫骨内髁后下方凹陷处。

主治：腹胀，腹泻，黄疸，小便不利，尿失禁，水肿。

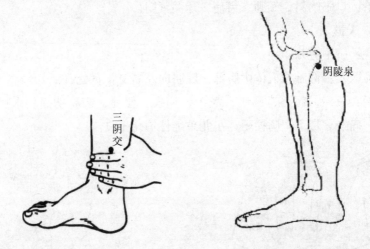

（14）血海

定位：屈膝取穴。在大腿内侧，髌骨内侧端上2寸，当股内侧肌隆起处。

简易取穴：屈膝90°，手覆于膝盖上，拇指与其他四指成45°，拇指尖处。

主治：月经不调、经闭、痛经、崩漏、功能性子宫出血、膝关节疼痛、贫血、风疹、瘾疹、湿疹、皮肤瘙痒、更年期综合征等。

（15）极泉

定位：在腋窝顶点，腋动脉搏动处。

主治：上肢瘫痪，心痛，胸闷，胁肋疼痛，肩臂疼痛，咽干。

（16）神门

定位：在腕部，腕掌侧横纹尺侧端，尺侧腕屈肌腱的桡侧凹陷处。

主治：心痛，心烦，健忘失眠，惊悸怔忡，痴呆，癫痫。

（17）天宗

定位：在肩胛冈中点与肩胛骨下角之间连线上，当上、中1/3交点凹陷中，与第4胸椎棘突下间平齐。

主治：肩胛酸痛，肩周炎，肩背软组织损伤，肘臂外后侧痛，上肢不举，颈项颊颌肿痛。

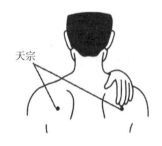
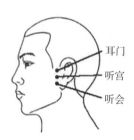

（18）听宫

定位：在面部，耳屏正中与下颌骨髁突之间的凹陷中。

主治：耳鸣，耳聋，齿痛。

（19）睛明

定位：在面部，目内眦角稍上方凹陷处。

简易取穴：正坐闭眼，内侧眼角稍上方。

主治：目赤肿痛，目眩，流泪，视物不明，近视，夜盲，色盲。

（20）肺俞

定位：在背部，第3胸椎棘突下，后正中线旁开1.5寸。

主治：呼吸道疾病，如肺炎、支气管炎、肺结核等。

（21）心俞

定位：在背部，第5胸椎棘突下，后正中线旁开1.5寸。

主治：惊悸、失眠、健忘、癫痫等心与神志病变。

(22) 肝俞

定位：在背部，当第9胸椎棘突下，后正中线旁开1.5寸。

主治：黄疸，胁痛，脊背痛，目视不明，夜盲，眩晕。

(23) 胃俞

定位：在背部，第12胸椎棘突下，后正中线旁开1.5寸。

主治：消化系统疾病，如胃溃疡、胃炎、胃痉挛、呕吐、恶心。

(24) 肾俞

定位：在背部，在第2腰椎棘突下，后正中线旁开1.5寸处。

主治：遗尿，遗精，阳痿，水肿，耳鸣，耳聋，腰痛。

(25) 膀胱俞

定位：在骶部，当骶正中脊旁1.5寸，平第2骶后孔。

简易取穴：两侧髂嵴连线与脊柱交点，往下3个椎体旁开1.5寸。

主治：腰脊强痛，腹痛，泄泻，便秘，癃闭，遗尿。

(26) 委中

定位：在腘横纹中点，当股二头肌与半腱肌的中间。

简易取穴：腘横纹中点处。

主治：腘筋挛急，下肢痿痹，腰痛，半身不遂，腹痛，吐泻，遗尿，小便不利。

(27) 承山

定位：俯卧。在小腿后面正中，委中与昆仑之间，当伸直小腿或足跟上提时，腓肠肌肌腹下出现尖角凹陷处。

简易取穴：腘横纹中点与外踝尖连线的中央。

主治：腰腿拘急，疼痛，痔疾，便秘。

(28) 昆仑

定位：在足部外踝后方，当外踝尖与跟腱之间的凹陷处。

简易取穴：正坐垂足着地，外踝尖与跟腱之间凹陷处。

主治：脚踝肿痛，腰骶疼痛，头痛，项强，目眩，惊痫，难产。

(29) 涌泉

定位：在足底部，卷足时前部凹陷处，约足底2、3趾蹼缘与足跟连线的前1/3与后2/3交点上。

简易取穴：屈足卷趾时足心最凹陷中。

主治：下肢瘫痪，头顶痛，头晕，目眩，失眠，咽喉痛，失音，小儿惊风，癫狂，痫病，昏厥，中暑。

（30）太溪

定位：足踝区，内踝尖与跟腱之间的凹陷处。

主治：腰脊痛及下肢厥冷，内踝肿痛，消渴，小便频数，便秘。

（31）内关

定位：在前臂掌侧，当曲泽与大陵的连线上，腕横纹上2寸，掌长肌肌腱与桡侧腕屈肌肌腱之间。

简易取穴：微屈腕握拳，掌侧腕横纹上2寸，两筋间。

主治：心悸，胸闷，胃痛，呕吐，呃逆，失眠，头痛，癫痫，痫病，热病，肘臂挛痛。

（32）劳宫

定位：在手掌心，当第2、3掌骨之间，偏于第3掌骨，握拳屈指时中指尖处。

简易取穴：屈指握拳，中指指尖压在掌心处。

主治：心痛，中风昏迷，癫狂，中暑，鹅掌风，口疮，口臭。

（33）外关

定位：在前臂背侧，当阳池与肘尖之间的连线上，腕背横纹上2寸，当尺骨与桡骨之间。

简易取穴：抬臂俯掌，掌腕背横纹中点直上3横指，前臂两骨头之间凹陷处。

主治：胸胁痛，上肢痛，头痛，耳鸣，耳聋，热病。

（34）翳风

定位：在耳垂后耳根部，颞骨乳突与下颌骨下颌支后缘间凹陷处。

简易取穴：头偏向一侧，耳垂下压所覆盖范围中的凹陷处。（耳垂后方，乳突下端前方凹陷中）

主治：耳鸣，耳聋，口眼㖞斜，牙痛，瘰疬，暴喑。

（35）肩髎

定位：在肩髃后方，当臂外展时，于肩峰后下方呈现凹陷处。

主治：肩臂痛，肩重不能举，中风瘫痪。

（36）风池

定位：在项部，当枕骨之下，与风府相平，胸锁乳突肌与斜方肌上端之间的凹陷处。

简易取穴：后枕骨下两条大筋外缘陷窝中，与耳垂平齐处。

主治：头痛眩晕，颈项强痛，耳鸣，中风，口眼㖞斜，感冒。

（37）阳陵泉

定位：仰卧或侧卧。在小腿外侧，当腓骨头前下方凹陷处。

主治：胁肋痛，口苦，半身不遂，下肢痿痹麻木，膝肿痛，脚气。

（38）带脉穴

定位：第 11 肋骨游离端下方垂线与脐水平线的交点上，肝经章门穴下 1.8 寸处。

简易取穴：腋中线与肚脐水平线相交处。

主治：月经不调、子宫内膜炎、附件炎、盆腔炎、赤白带下、痛经、闭经、腹痛、腰胁痛、疝气等。

（39）太冲

定位：位于足背侧，第 1、2 跖骨结合部之前凹陷处。

主治：头痛，眩晕，月经不调，癃闭，遗尿，小儿惊风，胁痛，腹胀，黄疸，呕逆，咽痛嗌干，膝股内侧痛，足跗肿，下肢痿痹。

（40）环跳

定位：侧卧屈股，股骨大转子最凸点与骶管裂孔连线的外 1/3 与中 1/3 交点处。

简易取穴：侧卧，上腿弯曲，拇指横纹按在股骨大转子头上，拇指指向脊柱，指尖所在凹陷处。

主治：腰腿痛，下肢痿痹，半身不遂，坐骨神经痛，髋关节及周围软组织疾病。

（41）命门

定位：在腰部，当后正中线上，第 2 腰椎棘突下凹陷处。

主治：腰脊疼痛，月经不调，遗尿，尿频，泄泻，遗精。

（42）风府

定位：在项部，当后发际正中直上 1 寸，枕外隆凸直下，两侧斜方肌之间凹陷中。

主治：头痛，眩晕，项强，中风不语，半身不遂，癫狂痫。

（43）大椎

定位：在后正中线上，第 7 颈椎棘突下凹陷中。

简易取穴：低头，后颈部隆起最高点，下缘凹陷处。

主治：热病，头痛，颈项强痛，感冒，咳嗽，气喘，风疹，癫痫。

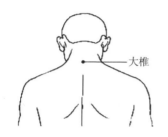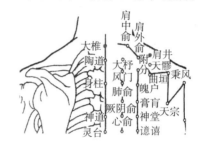

（44）百会

定位：在头部，当前发际正中直上 5 寸或两耳尖连线中点。

简易取穴：两耳尖连线的中点。

主治：头痛，眩晕，不寐，健忘，中风偏瘫，泄泻，癫痫。

（45）水沟

定位：仰卧或仰靠坐位。在面部，人中沟上 1/3 与中 1/3 交点处。

主治：中风，口眼㖞斜，腰背强痛，昏迷，晕厥，癫狂痫。

（46）素髎

定位：仰卧或仰靠坐位。在面部，当鼻尖的正中央。

主治：鼻渊，鼻出血，酒渣鼻，惊厥，昏迷，新生儿窒息。

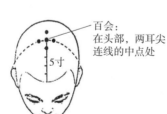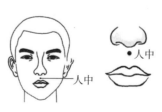

（47）印堂

定位：在人体前额部，当两眉头间连线与前正中线之交点处。

主治：头痛，眩晕，失眠，结膜炎，鼻炎，额窦炎，面神经麻痹，三叉神经痛，小儿惊风。

（48）中极

定位：在下腹部，前正中线上，当脐中下4寸。

主治：产后及术后尿潴留，遗尿，尿频，遗精，疝气，月经不调，带下，痛经，崩漏，子宫脱垂。

（49）关元

定位：在下腹部，前正中线上，当脐中下3寸。

简易取穴：在下腹部，前正中线上，肚脐向下4横指处。

主治：少腹痛，呕吐，泄泻，疝气，遗精，阳痿，遗尿，尿闭，尿频，月经不调，痛经，带下，不孕，中风脱证，虚劳羸瘦。

（50）气海

定位：仰卧位。在下腹部，前正中线上，当脐下1.5寸。

简易取穴：在下腹部，前正中线上，肚脐与关元连线的中点。

主治：腹痛，便秘，泄泻，癃闭，遗尿，月经不调，经闭，不孕。

（51）神阙

定位：仰卧位。在腹部正中，脐中央。

主治：泄泻，腹痛，脱肛，水肿，虚脱，中风脱证。

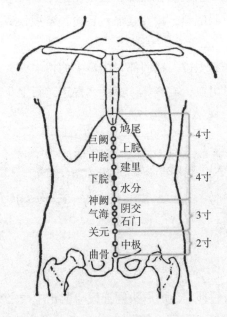

（52）上脘

定位：仰卧位。在上腹部，前正中线上，当脐中上 5 寸。

主治：胃痛，呕吐，反胃，腹胀，癫痫。

（53）中脘

定位：仰卧位。在上腹部，前正中线上，当脐中上 4 寸。

主治：胃痛，呕吐，呃逆，吞酸，腹胀，肠鸣，泄泻，黄疸。

（54）下脘

定位：仰卧位。在上腹部，前正中线上，当脐中上 2 寸。

主治：呕吐，腹胀，腹痛，肠鸣，泄泻，呕吐，食谷不化，痞块。

（55）膻中

定位：前正中线上，平第 4 肋间，两乳头连线的中点。

主治：咳嗽，气喘，胸痛，真心痛，噎膈，呕吐，乳痈。

（56）太阳

定位：在颞部，当眉梢与目外眦之间，向后约 1 横指的凹陷处。

主治：头痛，目赤肿痛，目眩，目涩，口眼㖞斜，牙痛。

（57）肩井

定位：在肩胛区，第 7 颈椎棘突与肩峰最外侧点连线的中点。

主治：肩臂痛，落枕。

（58）后溪

定位：在手内侧，第 5 掌指关节尺侧近端赤白肉际凹陷中。

主治：头项强痛，落枕。

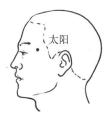
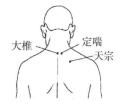

（59）率谷

定位：在头部，耳尖直上入发际 1.5 寸。

主治：偏头痛，眩晕。

（60）定喘

定位：俯卧位或正坐低头，第7颈椎棘突下，旁开0.5寸处。

主治：哮喘，支气管炎，支气管哮喘，百日咳，落枕，肩背痛。

（61）复溜

定位：在小腿部内侧，太溪直上2寸，跟腱的前方。

主治：水肿，腹胀，泄泻，盗汗，无汗或汗出不止，下肢痿痹。

（二）经外奇穴与对穴

1. 经外奇穴 经外奇穴指不归属于十四经，但具有一定名称、固定位置和一定主治作用的腧穴，简称为奇穴。经外奇穴的分布比较分散，大多不在十四经循行路线上，但与经络系统仍有一定关系。有的经外奇穴并不专指某一个部位，而是指一组腧穴，如十宣、八邪、八风等。经外奇穴在临床应用上的针对性较强，如四缝治疳积、太阳治目赤等。

（1）四神聪

定位：在头顶部高点，当百会前后左右各1寸，共4个穴位。

主治：头痛，眩晕，失眠，健忘，偏瘫，癫狂，痛证。

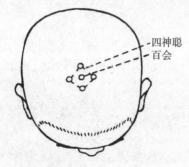
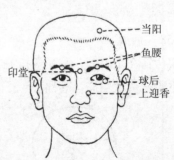

（2）当阳

定位：在头前部，当瞳孔直上，前发际上1寸。

主治：偏正头痛，头昏目眩，目赤肿痛，鼻塞。

（3）鱼腰

定位：在额部，瞳孔直上，眉毛中。

主治：目赤肿痛，目翳，眼睑𥉾动，眼睑下垂，眉棱骨痛，眼斜。

（4）上迎香

定位：在面部，当鼻翼软骨与鼻甲的交界处，近鼻唇沟上端处。

主治：鼻炎，鼻渊，鼻塞以及嗅觉减退。

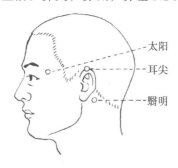
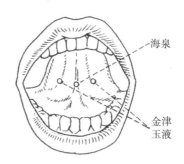

（5）太阳

定位：当眉梢与目外眦之间后约 1 寸。正坐或侧伏坐位。在颞部，当眉梢与目外眦之间，向后约 1 横指的凹陷处。

主治：偏正头痛，目疾，口眼㖞斜。

（6）耳尖

定位：在耳郭的上方，折耳向前，尖上是穴。

主治：目赤肿痛，目翳，偏正头痛，麦粒肿，喉痹。

（7）翳明

定位：正坐位，头略前倾，在项部，当翳风后 1 寸处取穴。

主治：目疾，耳鸣，失眠，头痛。

（8）海泉

定位：张口位，舌转卷向后方，在口腔内，当舌下系带中点处。

主治：舌体肿胀，舌缓不收，喉痹，呕吐，呃逆，腹泻，消渴。

（9）金津、玉液

定位：在舌底静脉上。正坐张口，舌转卷向后方，于舌面下，舌系带两旁之静脉上取穴。左称金津，右称玉液。

主治：舌强失语，舌肿，口疮，喉痹，消渴，呕吐，腹泻。

（10）颈百劳

定位：在项部，大椎直上 2 寸，后正中线旁开 1 寸。正坐位或俯伏坐位，当大椎与后发际连线的上 1/3 折点处，后正中线旁开 1 寸。

主治：颈椎病，颈肩部疼痛。

（11）胃脘下俞

定位：俯卧位，在背部，当第8胸椎棘突下，旁开1.5寸。

主治：胃痛，腹痛，胸胁痛，消渴，胰腺炎，咳嗽，咽干。

（12）痞根

定位：俯卧位，在腰部，当第1腰椎棘突下，旁开3.5寸。

主治：现代常用于腰痛、肝脾大。

（13）下极俞

定位：俯卧位，在腰部，当后正中线上，第3腰椎棘突下。

主治：现代常用于遗尿、下肢酸痛。

（14）腰眼

定位：俯卧位，在腰部，当第4腰椎棘突下，旁开3.5寸凹陷中。

主治：腰痛，尿频，虚劳羸瘦，消渴。

（15）十七椎

定位：俯卧位，在腰部，当后正中线上，第5腰椎棘突下。

主治：腰骶痛，痛经，崩漏，遗尿，月经不调。

（16）腰奇

定位：俯卧位，在骶部当尾骨端直上2寸，骶角之间凹陷中。

主治：便秘，头痛，失眠，癫痫。

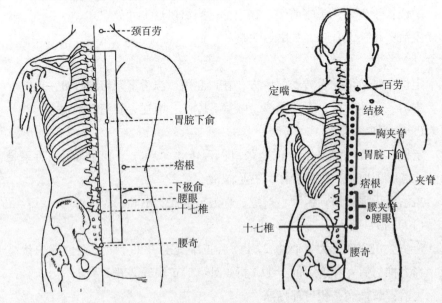

（17）华佗夹脊

定位：在背腰部，当第 1 胸椎至第 5 腰椎棘突下两侧，后正中线旁开 0.5 寸，一侧 17 个穴位。

主治：主治范围比较广，其中上胸部穴位治疗心肺、上肢疾病，下胸部穴位治疗脾胃肝胆疾病，腰部的穴位治疗腰、腹及下肢疾病。

（18）二白

定位：在前臂掌侧，腕横纹上 4 寸，桡侧腕屈肌肌腱的两侧。伸腕仰掌，在前臂掌侧，腕横纹与肘横纹连线上，将此连线三等份，在下 1/3 折点上，桡侧腕屈肌肌腱的两侧，一侧 2 个穴位。

主治：痔疮，脱肛，前臂痛，胸肋痛。

（19）腰痛点

定位：伏掌，在手背侧，当第 2、3 掌骨及第 4、5 掌骨之间，当腕横纹与掌指关节连线中点处，一侧 2 个穴，左右共 4 个穴位。

主治：现代常用于急性腰扭伤。

（20）外劳宫（落枕穴）

定位：在手背侧，第 2、3 掌骨之间，掌指关节后 0.5 寸。

主治：落枕，手背红肿，手指麻木，手指不能屈伸。

（21）四缝

定位：仰掌伸指，在第 2 ~ 5 指掌侧，近端指骨关节的横纹中央，一侧 4 个穴位。

主治：小儿腹泻，疳积，肠虫症，百日咳，咳嗽气喘。

（22）十宣

定位：仰掌，十指微屈，在手十指尖端，距指甲游离缘 0.1 寸，左右共 10 个穴位。

主治：昏迷，晕厥，中暑，小儿惊厥，咽喉肿痛，指端麻木。

（23）鹤顶

定位：屈膝，在膝上部，髌底的中点上方凹陷处。

主治：现代常用于膝关节炎、鹤膝风、下肢瘫痪等。

（24）内膝眼

定位：屈膝，在髌韧带内侧凹陷处。

主治：膝关节酸痛，鹤膝风，腿痛及其周围软组织炎。

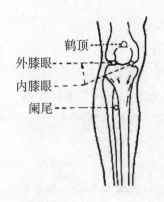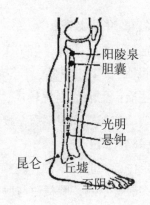

（25）胆囊

定位：正坐或侧卧位，在小腿外侧，腓骨头直下 2 寸。

主治：胆囊炎，胁痛，下肢痿痹。

（26）阑尾

定位：正坐或仰卧屈膝，小腿前侧上部，当犊鼻下 5 寸，胫骨前缘旁开一横指。

主治：急、慢性阑尾炎，下肢痿痹，消化不良。

2. 特效对穴

（1）合谷、太冲：镇痛、镇静、镇痉，疏肝利胆。

（2）内关、足三里：健脾和胃，宽胸理气，降逆止呕，宁心安神。

（3）梁丘、公孙：解痉止痛，健脾和胃。

（4）支沟、阳陵泉：疏肝理气，清利肝胆之湿热，通调腑气。

（5）外关、悬钟：疏三焦郁热，泻肝胆之火，通调经络之气。

（6）气海、三阴交：通调下焦气机，调冲任，补肾涩精。

（7）合谷、内庭：泻胃火，降呕化积，理气止痛。

（8）中脘、足三里：健脾和胃，消积导滞，行气止痛。

（9）中渚、足临泣：疏肝胆之气滞，解少阳之郁热。

（10）人中、委中：醒脑开窍，安神定志，通络止痛。

（11）膻中、内关：宽胸理气，强心安神，通阳止痛。

（12）鱼际、复溜：清热泻火，生津止咳。

（13）外关、后溪：疏风清热，调气止痛，通经和络。

（14）印堂、合谷：和络止痛，疏风清热，宣通鼻窍。

（15）归来、三阴交：通调气机，行气止痛，利湿消炎。

（16）太溪、太冲：平肝降压，补肾泻肝，调气止痛。

（17）阳谷、侠溪：清热泻火，消肿止痛，通经和络。

（18）足三里、三阴交：健脾和胃，行气止痛。

（19）曲池、上巨虚：清热利湿，行气止痛，止泻。

（20）风池、昆仑：疏通经络，祛风解表，明目益聪。

（21）头维、列缺：祛风止痛，解表祛邪。

（22）命门、委中：补肾益精，舒筋活络。

（23）中渚、后溪：疏通经络，调和气血。

（24）百会、涌泉：引阳下行，平息肝阳。

（25）少商、厉兑：清热利咽，消肿止痛。

（26）百会、隐白：可治中风昏迷，气虚下陷，崩漏。

（27）印堂、上脘：可防治晕车、晕船。

（28）曲泽、委中：可治中风闭证、霍乱、高血压。

（29）足三里、悬钟：二穴相配可预防中风，常用灸法。

（30）阳陵泉、血海：二穴相配可治疗神志疾病。

3. 辨病取穴

（1）失眠：通里、照海，通里、大钟，治疗属心肾不交者。申脉、照海，治疗阴阳失调、阳亢失眠者；内关、三阴交，治疗阴虚火旺、心肾不交者，属心气不足者加神门。

（2）高血压、头晕：百会、太冲，百会、涌泉，二间、厉兑，痰湿中阻配天突、中脘，目眩项强配天柱、养老，足三里、肝俞治疗头昏眼花属肝血不足者。

（3）伤风感冒：风池、风府，风门、肺俞，风门、身柱，二间、阴郄，合谷、曲池，大椎、束骨，风池、合谷，孔最、合谷。

（4）胁肋疼痛：外关、阳辅，外关、足临泣，胆俞、日月，期门、温溜，支沟、阳陵泉。

（5）咽炎咽痛：太溪、中渚，翳风、听会，少商、商阳，鱼际、液门，合谷、内庭，足三里、二间，二间、太溪。

（6）颈肩痛：天柱、束骨，承浆、后溪，束骨、后溪，列缺、后溪，风池、悬钟，水沟、曲池，承浆、风府，悬钟、昆仑。

（7）心胸痛：中脘、大陵，膻中、三阴交，心俞、内关，心俞、通里，大陵、内关，委阳、天池。

（8）肠胃病：内关、内庭，梁门、阳辅，至阳、涌泉，魂门、胃俞，中脘、足三里，足三里、内庭，厉兑、内关，下脘、陷谷，膻中、巨阙，阴陵泉、三阴交，天枢、大肠俞。

（9）腰脊痛：身柱、委中，关元、三阴交，命门、肾俞，气海、然谷，后溪、申脉，大肠俞、阴陵泉，命门、腰阳关，水分、复溜，白环俞、委中，肾俞、委中。

4. 常用易记穴位歌

（1）郄穴歌

郄犹孔隙义，本是气血聚。病证反应点，临床能救急。
肺向孔最取，大肠温溜医。胃经是梁丘，脾应地机宜。
心经取阴郄，小肠寻养老。膀胱金门守，肾向水泉觅。
心包郄门刺，三焦会宗持。胆郄在外丘，肝经中都立。
阳跷走跗阳，阴跷交信期。阳维阳交穴，阴维是筑宾。

（2）急症穴位歌

尺泽喘咳痛，列缺咽肿宁。合谷面口患，曲池肩痛松。
肩髃臂无力，迎香鼻塞通。地仓口㖞斜，颊车齿痛风。
下关耳鸣痛，天枢气上冲。三里治肚腹，内庭牙病停。
滋阴三阴交，水肿找阴陵。神门心惊悸，后溪落枕痛。
听宫耳中病，攒竹刺即明。风池头痛用，听会同听宫。
太溪滋肾水，曲泽烦热宁。内关心胸满，外关热病清。
腰背委中求，昆仑目眩终。翳风耳鸣烦，子髎治眼灵。
固本关元穴，气海温补中。俞穴皆在背，均治脏腑病。

（3）穴位配伍歌

头项寻列缺，眩晕配太冲。风池清头目，颞痛角孙攻。
鼻塞迎香穴，印堂两眉中。目疾睛明取，承泣球后同。
下关与翳风，面口合谷收。口眼㖞斜疾，颊车地仓从。
阳白与四白，面痛治亦同。牙齿咽喉痛，合谷透劳宫。
落枕不能动，后溪或悬钟。急性项背强，手三里人中。
耳聋取听会，耳门助听宫。中渚外关配，哑门与翳风。

廉泉主喉舌，吞咽选天突。人迎配通里，听会支沟行。
心胸内关取，肚腹三里留。胃痛刺中脘，天枢治脐周。
下腹三阴交，关元气海灸。中极阴陵泉，利尿治潴留。
华佗夹脊穴，防治力无穷。胁痛取章门，阳陵与支沟。
扭伤腰痛穴，脊椎委中求。虚损灸命门，大肠同肾俞。
上肢取曲池，肩髃合谷分。下肢阳陵泉，环跳绝骨扪。
昏迷刺人中，内关涌泉用。三棱针点刺，十宣医热病。
曲池降血压，也可推桥弓。发热取大椎，至阳间使同。
三里调肠胃，内关救心胸。神门三阴交，宁心又止呕。
并可治失眠，安神疗效传。哑门治癔病，内关加人中。
肺疾咳哮喘，膏肓配膻中。风门与定喘，大椎作用同。
天突止打嗝，痰多加丰隆。肝胆背俞应，至阳及太冲。
天枢滑肉门，止泻有奇功。升阳举下陷，承山百会中。

二、常用艾灸防治法

（一）常用艾灸技术

1. 适用范围 广泛适用于内科、骨伤科、妇科、儿科以及各种痛证及感觉、运动功能障碍。对于腰腿痛、风寒湿痹、漏肩风、面瘫、胃痛、腹痛、泄泻、咳嗽、哮喘、感冒、网球肘、神经性皮炎、牛皮癣、浅表溃疡、带状疱疹、褥疮、胎位不正等及其他多种慢性病均有防治作用。

2. 术前准备 艾灸前要全面了解受术者整体状况及阴阳虚实、舌苔、脉象，明确防治目的，备好所需用品，环境温度适宜，采取合适体位。施术部位充分暴露，皮肤保持清洁干燥。

3. 操作方法

（1）温和灸：将艾条燃着一端，对准应灸的腧穴部位或患处，距离皮肤 2~3cm，进行熏灸。

（2）雀啄灸：将艾条燃着端对准所选穴位，采用类似麻雀啄食般的一起一落方式，以忽近忽远的手法施灸，给患者以较强烈的温热刺激。

（3）回旋灸：用艾条点燃端先在选定的穴区熏灸测试，至局部有灼热感时，即在此距离做往复回旋施灸。

（4）隔姜灸：取生姜片（厚 0.2cm 左右，中间针刺数孔）置于穴位上，再将艾炷（圆锥状）置于姜片上，点燃顶端，施以灸术。

（5）隔盐灸：在神阙穴处，用食盐填满肚脐窝或均匀铺平肚脐周围，再覆盖姜片，上放艾炷灸 3~6 壮，点燃艾炷顶端，施以灸术。

4. 时间 艾条灸每次施灸 10~15 分钟，艾柱灸每穴施灸 3~6 壮，以施灸部位出现红晕为度。

5. 注意事项 对于局部知觉减退的受术者或小儿，术者以手指的感觉来测知受术者局部受热程度，防止烫伤。观察受术者的反应情况，及时调整艾灸的角度及距离。施术过程中可能出现的不良反应要及时给予处理措施。治疗后受术者宜卧床休息 5~10 分钟。

6. 禁灸部位 头面部或重要脏器、大血管附近，应尽量避免施灸或选择适宜的灸法，特别不宜用艾炷直接灸。孕妇少腹部禁灸。凡高热、吐血、有出血倾向或外伤出血者，过饱、过劳、过饥、醉酒、大渴、大惊、大恐、大怒者，慎用灸法。

（二）艾灸防治保健取穴

1. 体虚感冒 大椎、肺俞、风门、足三里。

2. 普通感冒 大椎、风门、肺俞、脾俞、肾俞、命门，有一定预防作用。

3. 感冒鼻塞 上星、迎香、大杼、大椎、太阳。

4. 感冒头痛 风池、风府、风门、率谷、太阳、列缺。

5. 慢性支气管炎 大椎、肺俞、膻中、天突、膏肓、脾俞、肾俞。痰多加灸丰隆，喘息加灸定喘，发热加灸曲池，肺气虚加身柱，脾气虚加灸足三里，肾气虚加灸关元。

6. 哮喘虚证 定喘、风门、肺俞、脾俞、肾俞、命门、足三里。

7. 中风后遗症 关元、百会、天窗（健侧）、肩髃、曲池、足三里、合谷、承灵（健侧）、曲鬓、悬钟、阳陵泉。

8. 面瘫 翳风、颊车、地仓、合谷、阳白、下关、足三里。

9. 偏头痛 太阳、外关、率谷、合谷、太冲、神门、肝俞。

10. 失眠 心俞、内关、百会、神门、安眠、三阴交、肾俞、涌泉、关元、足窍阴、申脉、太溪。

11. 慢性胃炎 脾俞、胃俞、中脘、足三里、内关、气海、关元。

12. 虚寒胃痛 神阙、关元、鸠尾、内关。

13. 慢性结肠炎 大肠俞、神阙、中脘、脾俞、天枢、气海、关元、上巨虚、肝俞、行间、胃俞、公孙、肾俞、命门。

14. 呃逆 攒竹、中脘、膻中、内关、膈俞、梁门、脾俞、胃俞。

15. 腹痛 中脘、神阙、天枢、关元、足三里、气海、三阴交。

16. 高脂血症 脾俞、肝俞、丰隆、内关、三焦俞、中脘。

17. 肥胖症 上巨虚、丰隆、内庭、曲池、天枢、大横、三阴交、阴陵泉、带脉、足三里、滑肉门。

18. 肾虚遗精 肾俞、三阴交、关元、太溪、风池、气海、复溜、中极、神阙、命门、志室。

19. 肾虚腰痛 关元、三阴交、肾俞、太溪、中极、曲骨、足三里、腰阳关、膀胱俞、合谷、复溜、脾俞、神门。

20. 慢性前列腺炎 中极、关元、气海、阴陵泉、复溜、肾俞、足三里、太溪、大敦、命门、归来。

21. 颈椎病 阿是、风池、肩井、天柱、大杼、膈俞、肾俞、大椎、曲池、合谷、后溪。

22. 肩周炎 天宗、肩髃、肩髎、阿是、条口、阳陵泉、手三里、曲池。

23. 网球肘 手三里、肘髎、阿是、曲池。

24. 腰椎病 肾俞、腰阳关、腰眼、大肠俞、关元、后溪、次髎、膈俞、委中、承山。

25. 腰椎管狭窄 秩边、环跳、风市、委中、阳陵泉、悬钟。

26. 膝关节炎 膝眼、梁丘、鹤顶、血海、阴陵泉、阳陵泉、足三里、肾俞、阿是。

27. 风湿性关节炎 大椎、足三里、阴陵泉、阿是、神阙、关元、曲池、血海、华佗夹脊。

28. 类风湿关节炎 大杼、阿是、曲池、血海、华佗夹脊、阴陵泉、大椎、风门。

29. 慢性盆腔炎 神阙、归来、中极、关元、气海、大肠俞、次髎、三阴交。

30. 不孕症 肾俞、太溪、中极、气海、关元、子宫、三阴交、足三里、气户、阴廉、归来、太冲、次髎。

31. 小儿厌食 脾俞、胃俞、中脘、梁门、足三里。

32. 小儿遗尿 关元、中极、肾俞、三阴交、脾俞、足三里、神阙、百会、命门。

33. 鼻炎 印堂、迎香、合谷、肺俞、肾俞、足三里、上星。

34. 耳鸣、耳聋 太冲、侠溪、丘墟、中渚、听宫、听会、翳风、偏历、太溪。

35. 自汗、盗汗 气海、关元、阴郄、复溜、肺俞、脾俞、肾俞。

三、刮痧、拔罐与指针疗法

（一）刮痧疗法

刮痧疗法是应用手指或各种边缘光滑的工具，涂上具有润滑作用的刮痧介质，在人体表面特定部位反复进行刮、挤、揪、刺、捏、拍、挑等手法，使皮肤表面出现瘀血点、瘀血斑或点状出血，即所谓"出痧"，从而达到治疗和预防疾病之目的的一种方法。刮痧疗法属中医外治法之一，常用器具为水牛角。

1. 适应证

颈肩背腰腿痛、四肢关节风湿痛等骨关节、软组织类疾病，以及肌肉痉挛等神经损伤后遗症，痛经、月经不调等妇科类疾病，头痛头晕、失眠多梦等亚健康症状。对于腹泻、腹胀、便秘、更年期综合征、美容和减肥等也有较好的效果。

2. 术前准备

实施砭术前要了解机体情况，明确防治目的，环境温度要舒适，选择合适体位。准备刮痧油、刮痧乳、红花油或植物精油等润滑介质，任取一种即可，砭具需用75%医用乙醇擦拭消毒。施术部位充分暴露，皮肤保持清洁干燥，无破损、溃疡及化脓等情况出现。

3. 操作方法

（1）刮痧

使用板形砭石的凸边或凹边，竖立并沿垂直砭板的方向移动，在体表进行由上向下、由内向外单方向刮拭，一般以循经纵向为主，特殊情况下也可横向刮拭，以皮肤表面微微发红为度。此法可疏通经络，促进气血运行。

（2）出痧

使用板形砭具的凸边实施力度较大的刮法，并使皮肤表面出现紧红斑块等。此法以清热解毒为主，按照刮痧的基本要求加用刮痧油等润滑介质，砭具与皮肤之间的夹角以45°为宜。

（3）梳痧

可使用木梳子的宽齿边进行刮拭，一般采用梳头式刮法，沿督脉、膀胱经和胆经，由前向后顺序进行梳头样的操作；也可采用散射式刮法，即以百会为中心向四周刮拭。

（4）揉痧

使用砭具的椭圆弧面在体表穴位上环形按揉，力度由轻到重，由浅入深，以酸胀、耐受为度，具有舒经通络、活血祛瘀、行气导滞、消肿止痛的作用。

（5）拨痧

用板形砭具较薄的凸边，在肌腱或结节处，沿垂直于肌肉的方向进行往返拨动，多应用于肌肉筋腱或条索状结节性病变。

4. 操作步骤

（1）先将刮痧油均匀涂抹在刮拭部位，右手持刮痧板，从上到下，从内向外，单向刮拭，用力由轻到重，以患者耐受为度。

（2）通常每个患者每次选3~5个部位，每个部位刮拭20~30次，以皮肤出现潮红、紫红色等颜色变化，或出现丘疹样斑点、条索状斑块等形态变化，并伴有局部热感为度。

（3）两次刮痧之间宜间隔3~6天。

（4）若病情需要，可缩短刮拭间隔时间，亦不宜在原部位进行刮拭，而应另选其他相关部位进行操作。

5. 注意事项

治疗时，室内要保持空气流通，如天气转凉或阴雨天气应禁用本法。刮痧工具边缘必须光滑无破损。要掌握手法轻重，由上而下顺刮，并保持刮痧油润滑，以免刮伤皮肤。刮痧部位出痧多少，应视具体情况而定，不应强求出痧。刮痧后2~6小时不洗澡，避风寒，禁食冰冷寒性食物。

6. 禁忌证

感染性疾病或急性传染病者。有出血倾向或外伤出血者。操作区域有烫伤、皮肤病或化脓性感染者。肌腱或韧带完全或部分断裂者。妊娠妇女的腰骶部、臀部和腹部。过饱、过饥、醉酒、大怒、大惊、疲劳过度、精神紧张等情况，不宜立即刮拭。

7. 常见病的刮痧治疗

（1）感冒

取穴：大杼、风门、肺俞、大椎、中府、尺泽、合谷、少商、风池、足三里，膀胱经、督脉、肺经。

操作：刮背部膀胱经发际下至第 7 胸椎，重点刮大杼、风门、肺俞穴；刮风池穴，刮督脉发际下至第 7 胸椎；大椎穴可以重刮，还可放痧；刮肺经，重点刮少商穴，在少商穴放痧。

（2）头痛

取穴：太阳、曲鬓、风池、头维、百会、曲池、合谷、阳陵泉、足三里、血海、阿是穴。

操作：先从太阳穴刮起，向后刮至风池穴；从头维穴，沿颔厌、悬颅、悬厘穴刮至曲鬓穴；刮头顶部百会穴，刮曲池、合谷穴，刮阳陵泉、足三里，最后刮血海穴。

（3）胃痛

取穴：膀胱经、胃经、脾经、心包经，中脘、天枢。

操作：先刮足太阳膀胱经，由肝俞穴处沿脊柱两侧向下，经脾俞刮至胃俞穴处；再刮腹部中脘、天枢穴处；刮足阳明胃经；由足三里穴处沿小腿外侧刮至丰隆穴处；刮足太阴脾经，由阴陵泉穴处沿小腿内侧向下，经地机、三阴交等穴，刮至公孙穴处。

（4）便秘

取穴：大肠俞、中膂俞、大横、腹结、天枢、外陵、支沟、足三里、上巨虚。

操作：先刮背部的小肠俞、中膂俞，再刮腹部的大横、腹结、天枢、外陵穴，然后刮上肢的支沟穴以及下肢的足三里和上巨虚穴。热结便秘加刮曲池和合谷穴，气滞便秘加刮行间穴，气血亏虚加刮脾俞穴，下元虚者加刮气海至关元部位。

（5）呃逆

取穴：督脉、膀胱经、任脉、胃经、心包经。

操作：刮督脉，由大椎穴刮至至阳穴处；刮膀胱经，由大杼穴处沿脊柱两侧向下，经厥阴俞、膈俞、肝俞、胆俞、脾俞、胃俞等穴，刮至三焦俞处；刮任脉，由天突穴向下经膻中，刮至中脘穴；刮胃经，由足三里穴刮至丰隆穴处；刮心包经，由曲泽穴刮至内关穴处。如果伴有胃寒，加刮合谷、攒竹穴；如有胃火，加刮内庭穴。

（6）失眠

取穴：督脉、天柱至肾俞、风池至肩井、曲泽至内关、三阴交至太溪、安眠、足三里。

操作：先刮督脉，由百会穴经风府、大椎刮至身柱穴；刮颈背，由天柱经风门、肺俞、厥阴俞、心俞、膈俞、肝俞、胆俞、脾俞、胃俞至肾俞穴；由颈部风池穴刮至肩背部的肩井穴处；刮上肢，由曲泽穴至内关穴；刮下肢，由三阴交穴至太溪穴，再刮足三里穴。如果心脾两虚，加刮通里、神门穴；脾胃不和加刮中脘穴；肝火上扰者，加刮行间穴。

（7）高血压

取穴：督脉、膀胱经、胆经、曲池至合谷、足三里、内关。

操作：刮督脉，由头顶部百会穴向头后刮至大椎穴；刮膀胱经，由天柱穴刮至风门穴处；胆经，由风池穴沿颈部刮至肩背部肩井穴，由风市穴刮至阳陵泉；由曲池穴刮至合谷穴；刮人迎、足三里、内关穴。头痛、头晕者加刮太阳、印堂穴；心悸、失眠者加刮三阴交、神门穴；耳鸣者加刮翳风、太溪穴。

（8）颈椎病

取穴：督脉、胆经、阳陵泉至悬钟、命门、肾俞、志室。

操作：刮督脉，由风府穴沿脊柱正中向下经大椎穴，刮至身柱穴；刮足少阳胆经，由风池穴处沿颈项部向下刮至肩背部肩井穴，由阳陵泉穴处沿小腿外侧刮至悬钟；刮腰部命门、肾俞、志室。伴头晕者，加刮百会穴和合谷穴；伴心慌者，加刮内关穴；肩臂麻木者，加刮扶突穴，沿颈部、肩背部、上肢外侧，经肩髎、曲池、手三里等穴至合谷穴。

（9）足跟痛

取穴：肾经、膀胱经、胆经、解溪。

操作：刮肾经，由三阴交穴沿小腿内侧，经复溜、太溪、大钟、照海等穴刮至足底部涌泉穴；刮膀胱经，由承山穴沿小腿后经昆仑、仆参、申脉等穴，刮至金门穴；刮胆经，由悬钟穴刮至丘墟穴。刮解溪穴。

（10）月经不调

取穴：督脉、任脉、膈俞至次髎、血海至太溪。

操作：刮督脉，由至阳穴沿脊柱向下，经命门、腰阳关等穴，刮至腰俞穴；刮任脉，由中脘穴经气海、关元、中极等穴刮至曲骨穴；由膈俞穴沿脊柱两侧经肝俞、脾俞、肾俞、志室、关元俞等穴，刮至次髎穴；由血海穴处沿下肢内侧向下经阴陵泉、曲泉、地机、三阴交等穴，刮至太溪穴。

（11）更年期综合征

取穴：厥阴俞至次髎、督脉、任脉，风池至肩井，期门、章门、内关、神门、通里。

操作：从背部厥阴俞沿脊柱两侧，经心俞、膈俞、肝俞、肾俞、关元俞等穴，刮至次髎穴；刮督脉，由头顶部百会穴沿后中正线向下，经大椎、至阳、命门、腰阳关等穴，刮至腰俞穴；刮任脉，由膻中穴沿前正中线向下，经中脘、气海等穴，刮至关元穴；由风池穴沿颈部，刮至肩井穴；肝阳上亢者，加刮期门穴；脾胃虚弱者，加刮章门穴；失眠、心烦者，加刮内关、神门、通里穴。

（二）拔罐疗法

拔罐疗法是以罐为工具，借助燃烧、抽吸、蒸汽等排出罐内空气，造成负压，使之吸附于腧穴或应拔部位的体表，使局部皮肤充血、瘀血，以达到防治疾病的目的。拔罐疗法在我国古代称为"角法"或"角吸法"，简单易行，广泛普及，应用范围不断扩大，成为单独治疗疾病的一种方法。

1. 分类

目前常用的罐具种类很多，如竹罐、陶罐、玻璃罐和抽气罐等。

2. 操作方法

有火罐法、煮罐法、抽气罐法等，其中火罐法最为常用。在具体运用火罐时分留罐、走罐、闪罐、刺络拔罐。

（1）留罐

拔罐后将罐吸拔留置在施术部位 5～10 分钟，然后将罐起下。

（2）走罐

用于面积较大、肌肉丰厚的部位，如腰背部、大腿部等。一般选用口径较大的玻璃罐，先在罐口或欲拔罐部位涂一些凡士林油膏、液状石蜡等润滑剂，再将罐拔住，然后用右手握住罐子，上下往返推移，至所拔部位皮肤潮红、充血甚或瘀血时，将罐起下。

（3）闪罐

将罐拔住后，又立即取下，再迅速拔住，如此反复多次地拔上起下、起下再拔，直至皮肤潮红为度。

（4）刺络拔罐

将待拔部位的皮肤消毒后，用三棱针点刺出血或用皮肤针叩刺，然后将火罐吸拔在点刺的部位上，使之出血，加强刺血治疗的作用。一般针后拔罐留置 5～10 分钟。

3. 操作步骤

（1）检查罐口有无缺损裂缝。

（2）一手持火罐，另一手持止血钳，夹 95% 酒精棉球点燃，深入罐内中下端，绕 1～2 周迅速抽出，将罐口扣在选定部位（穴位）上不动，适时留罐。一般留罐 5～10 分钟为宜。

（3）安全熄火，点燃的明火稳妥迅速投入小口瓶。

4. 作用机理 拔罐法具有开泄腠理、祛风散寒、通经活络、行气活血、祛瘀生新、消肿止痛等作用。拔罐产生的真空负压有较强的吸拔之力，其吸拔力作用在经络穴位上，使体内的病理产物通过皮肤毛孔而排出体外，从而使经络气血得以疏通，脏腑功能得以调整，达到防治疾病的目的。

5. 注意事项 应用闪火法时，棉花棒蘸酒精不要太多，以防酒精滴下而烧伤皮肤。拔罐部位的皮肤要平坦，肌肉应比较丰满，在骨骼凸凹不平、毛发较多的部位，火罐易脱落，均不适用。起罐时手法要轻缓，以一手抵住罐边皮肤，按压一下，使罐口与皮肤产生空隙，空气进入罐内即可将罐取下，不可硬拉或旋动火罐。拔罐时要注意保暖，勿使患者受风寒，以免影响疗效。拔罐后一般局部皮肤会呈现红晕或紫绀色瘀血斑，此为正常现象，可自行消退。用火罐时应注意勿灼伤或烫伤皮肤。若烫伤或留罐时间太长而皮肤起水疱时，小的勿须处理，仅敷以消毒纱布，防止擦破即可。水疱较大时，用消毒针将水放出，涂以甲紫药水，或用消毒纱布包敷，以防感染。

6. 禁忌证 有出血倾向的疾病，如血友病、血小板减少性紫癜和白血病患者不宜拔罐。全身高度浮肿者、皮肤过敏或有溃疡破损者不宜拔罐。高热、抽搐、痉挛等证以及孕妇均须慎用。

7. 几种常见病的拔罐治疗

（1）咳嗽

取穴：大椎、风门、肺俞、膏肓。

操作：患者取坐位或俯卧位，取大小适宜的火罐，用闪火法或投火法等，将火罐吸拔在所取穴位上，留罐10～15分钟。每3～4天治疗1次（根据皮肤反应而定），5次为1个疗程。

（2）肺炎轻症

取穴：大椎、身柱、大杼、肺俞、孔最、肺俞、风门、膈俞。

操作：先在大椎、身柱及肺部听诊时啰音较明显的相应区，患侧肩胛区及胸区稍下端，留罐3～10分钟，2天1次。大杼、身柱、肺俞、孔最相应区采用刺络拔罐法，先在应拔部位用三棱针点刺，以微出血为度，然后进行拔火罐，留罐5～7分钟。1天1次。大椎、身柱、肺俞、风门、膈俞，采用单纯拔罐法。留罐5～7分钟。1天1次。以上方式，交替进行。

（3）泄泻

取穴：天枢、下脘、气海、神阙。

操作：在背部沿膀胱经行走罐术，至皮肤明显潮红为度，每日1次，在脾俞、胃俞、肾俞穴处留罐5～10分钟。在天枢、下脘、气海、神阙用大口径瓶行留罐术，每日1次。

（4）呕吐

取穴：肝俞、脾俞、中脘、足三里。

操作：在肝俞、脾俞、中脘、足三里行灸罐法。先拔火罐，留罐10～15分钟，起罐后，再在各穴艾灸5壮，每日1次。

（5）肥胖症

取穴：督脉、中脘、天枢、关元、带脉、腹结、滑肉门、大横、足三里。

操作：先在背部督脉和膀胱经行闪罐、走罐法，以皮肤潮红为度。然后在中脘、天枢、关元、带脉、腹结、滑肉门、大横、足三里穴行留罐法，留罐时间10～15分钟。隔日1次。

（6）落枕

取穴：阿是穴、风门、肩井。

操作：先用力揉按阿是穴，行刺络拔罐法，以三棱针快速点刺3～5下后留罐，留罐时间 10 ~ 15 分钟。然后在风门、肩井穴处留罐，留罐时间 10 ~ 15 分钟。

（7）肩周炎

取穴：阿是穴、天宗、阳陵泉、肩髎、肩井、肩贞。

操作：先于阿是穴、天宗、肩髎、肩贞穴行刺络留罐法，然后在阳陵泉穴行留罐法，留罐时间均 10 ~ 15 分钟。

（8）痛经

取穴：三阴交、太溪、关元、中极。

操作：在以上穴位行留罐法，留罐 10 分钟，隔日 1 次。

（9）带下病

取穴：脾俞、肾俞、三阴交、中极、关元、带脉、阴陵泉。

操作：以上诸穴留罐 10 分钟，隔日 1 次，伴腰骶部疼痛者可找阿是穴行刺络拔罐法。

（三）指针疗法

指针疗法常称为点穴疗法，就是医生（旋术者）以手指代替针，在病人体表适当穴位和一定部位，运用腕力和指力进行刺激，以达到治疗疾病的目的，具有平阴阳、调五脏、通经络、活气血、消瘀阻、散寒痛、松肌肤等作用。指针疗法有着悠久的历史，早在两千年前的中医经典文献《黄帝内经》中就载有大量的相关资料。

《素问·离合真邪论》中说："（邪气）方其来也，必按而上之。"《素问·举痛论》中则说："寒气客于背俞之脉……按之则热气至，热气至则痛止矣。"《灵枢·背腧》也说："按其处，应在中而痛解。"晋代医家葛洪著《肘后备急方》，就多处记载了以指尖掐压治病的经验，如用拇指尖掐压"合谷"穴治疗牙痛、头额痛、腹痛等疗效就很显著；掐压"少商""商阳"穴可治疗咽喉痛等。明代著名针灸学家杨继洲，在其撰写的《针灸大成·保婴神术》中首次明确提出"以指代针"，其在著作中详实介绍了"掐、揉、按穴之法"三十余种，从而确立了指针疗法。

1. 点法 术者用手指的指尖（或其他部位如肘尖、中指近端关节尖）点经络或腧穴的手法。本法刺激很强，使用时要根据病人的具体情况和操作部位酌情用力。脘腹挛痛、颈肩腰腿痛等病症，常用本法治疗。具有开通闭塞、活血止痛、调整脏腑功能的作用。

操作要点：术者将气与力运达指尖，以求意到、气到、力到。施术时，每穴可点 1~2 分钟，频率为 2~3 次/秒。

（1）拇指端点法：手握空拳，拇指伸直，其指腹紧贴于食指桡侧，以拇指端着力于所施术处，前臂与拇指主动施力进行持续点压。

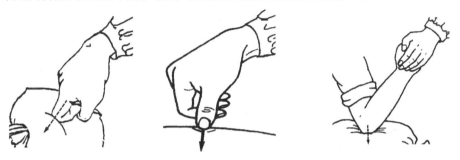

（2）食指屈点法：手握空拳，用食指的指间关节突起处着力于施术处，前臂与拇指或食指主动施力进行持续点压。

（3）中指点法：中指伸直，食指按于中指背面，拇指指腹抵中指关节，其余手指微屈掌指关节和指间关节，以中指指尖点穴。

（4）中指关节点法：握拳，中指指间关节屈曲凸起，拇指紧压中指远端指间关节以固定点穴。

（5）肘点法：屈肘，用尺骨鹰嘴突起处着力于施术处，以肩关节为支点，上身前倾，借助身体上半部的重量或者上臂和前臂主动施力传至肘部，进行持续的点压。

2. 按法　术者用拇指、中指的指端或指腹，也可用身体其他部位或借助器具按压腧穴或身体某一部位。指按法用于穴位，掌按法常用于腰背和腹部。单个腧穴或部位施术 2~3 分钟为宜。具有放松肌肉、开通闭塞、活血止痛的功效。

操作要点：应根据受术者体质强弱及受术部位而施术。施术时应先轻后重，逐渐加力，至受术者感到酸麻胀痛时止。得气后，逐渐减轻指力，最后停止。着力部位要紧贴体表，不可移动，用力要由轻而重，不可用暴力猛然按压。常与点法、揉法结合应用，组成"点按""按揉"复合手法。

（1）单指法：一般用拇指或中指的指端或指腹，按压在腧穴上。

①拇指按法：拇指伸直，其余四指屈曲握紧，拇指与食指分开约45°。亦可将四指伸直。

②中指按法：中指伸直，食指按于中指背面，拇指指腹抵中指关节，无名指紧靠中指外侧的指关节。此法多用于中脘、气海等穴。

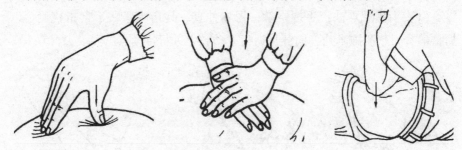

（2）双指法：即两个手指同时按压两个穴位。可用两拇指、两中指、一侧拇指及中指或一侧拇指及食指等施术。用两手按压时，其操作方法与前述指法相同。

（3）掌按法：一手压在另一手背上着力于施术处，肘关节伸直，以肩关节为支点，上身前倾，双足跟略抬起，借助身体上半部的重量，由上肢施力传至手掌，向下按压。

（4）肘按法：屈肘，以肘关节的尺骨鹰嘴部着力于施术处，上身前倾，借助身体上半部重量向下按压。

3. 揉法　揉法是以术者的拇指指腹或其他部位按在穴位上，做缓慢环形回旋揉动的手法。可促进血液循环，松解粘连，软化瘢痕，缓和强手法刺激，减轻疼痛。

操作要点：施术时应轻盈，每揉一圈为1次，每穴一般揉80~120次为准，通常2~3分钟。施术时力度应根据受术者的体质强弱、病情轻重而定。施术范围应该以腧穴为准，指端不可离开穴位中心，否则可能影响疗效。

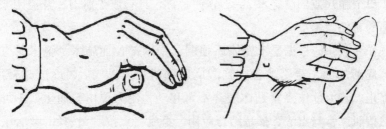

（1）大鱼际揉法：以大鱼际处着力于施术处，手掌呈背伸状，腕关节放松，肘关节为支点，前臂主动运动，以腕关节带动大鱼际做左右的揉动。

（2）掌根揉法：肘关节微屈，腕关节放松，掌根部着力于施术处，以肘关节为支点，前臂主动运动，带动腕、掌，使掌根部在施术部进行旋转揉动。

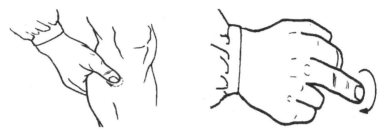

（3）拇指揉法：用拇指罗纹面着力于施术处，腕关节微屈，以腕关节为支点，以拇指罗纹面在施术部位做环转揉动。

（4）中指揉法：中指罗纹面着力于施术处，指间关节伸直，以肘关节为支点，前臂施力主动运动，带动腕和中指罗纹面在施术部位做环旋揉动。

4. 掐法（切法）　掐法即是术者用爪甲掐压腧穴。有醒脑开窍、行气止痛的功效。

操作要点：用力应缓慢，尽量避免引起剧烈疼痛。切法是用指甲切按穴位或选定的部位，属于单指法。一般用拇指甲切按时，要注意手法的运用，操作前要用酒精棉球擦拭指甲以消毒，切压时指力不要过重，防止切伤皮肤。时间不宜过长，不超过半分钟。本法多用于四肢末端或部位狭窄的穴位，如少商、少泽、中冲等穴位。

（1）拇指掐法：用拇指尖端对受术穴位进行爪切。

（2）食指掐法：用食指指甲对准穴位进行爪切。

（3）指切掐法：术者用拇指指端切压皮肤。此法适用于局部肿胀疼痛。

5. 拔法　术者手指按住施术部位进行拨动，不能与皮肤产生摩擦，要实而不浮，透达深处，用力由轻到重，均匀和缓。拨动3～5次。可解痉止痛，疏理肌筋，通经活络，行气活血，消炎镇痛，解除粘连。

（1）拇指拨法：术者拇指伸直，其余四指分开，扶持体表，用拇指拨动施术部位的肌肉或肌腱等，此为轻手法。以拇指伸直，其余四指握拳，食指桡侧抵于拇指掌面，用腕或肘部摆动屈伸，带动拇指拨动肌肉肌腱部位，此法为重手法。

（2）单指拨法：以食指微屈曲，拇指与中指抵于食指端关节处加强力量，进行指拨穴位。或以中指伸直，拇指、食指捏住中指末节，加强中指拨动力量，进行指拨穴位。

（3）多指拨法：以食指、中指、无名指三指同时拨动施术部位。此法多用于腹部。

（4）弹拨法：术者多以食指指端着力，拇指、中指捏住食指2～3节间，着力将食指插入肌筋间隙或起止点，由轻到重，由慢而快，轻巧灵活地弹拨，如弹琴弦。

（5）肘拨法：对于肌肉发达、丰厚者，术者指拨力度不够时，可以肘尖置于施术部位，来回左右拨动。此法多用于腰、臀及大腿部。

6. 拿法 捏而提起谓之拿。本法是用大拇指和食、中两指，或用大拇指和其余四指作相对用力，在一定的部位和穴位进行节律性的提捏。操作时，用劲要由轻而重，不可突然用力，动作要缓和而有连贯性。临床常用于颈项、肩部和四肢等部位。具有祛风散寒、开窍止痛、舒筋通络等作用。

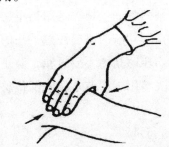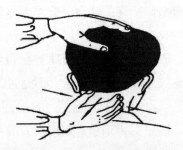

7. 拍法 用虚掌拍打体表，称拍法。操作时手指自然并拢，掌指关节微屈，平稳而有节奏地拍打患部。适用于肩背、腰臀及下肢部。对风湿酸痛、局部感觉迟钝或肌肉痉挛等症，常用本法配合其他手法治疗，具有舒筋通络、行气活血的作用。

（1）虚掌拍法：五指并拢，掌心空虚，腕关节放松，以肘关节为支点，前臂主动施力上下运动，带动掌指有节奏地拍打。

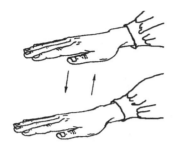 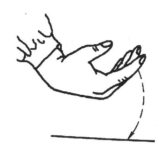

（2）指背拍法：五指关节自然微屈并放松，以腕关节为支点，腕部主动施力上下运动，带动五指背部平稳而有节奏地拍打施术部位。

8. 叩法 术者两手半握拳呈空拳，以腕部屈伸带动手部，用掌根及指端着力，双手交替叩击施术部位，或以两手空拳的小指及小鱼际的尺侧叩击施术部位，或者以双手掌相合，掌心相对，五指略分开，用手部的指及掌的尺侧叩击施术部位。手法持续有序，手腕灵巧，动作轻快而富有弹性，用力均匀而柔缓，手法熟练者叩击时可发出有节奏的"啪、啪"声响。有通经活络、祛风散寒、舒松筋脉、营养肌肤、安神定志、消除疲劳的作用。

9. 啄法 术者五指微屈曲呈爪状或聚拢呈梅花状，以指端着力，用腕部上下自然屈伸摆动，带动指端啄击施术部位，形如鸡啄米状。以双手交替进行啄击。手法要轻快灵活而有节奏性。腕部放松，以腕施力，均匀和缓，手指垂直于体表。可安神醒脑、疏通气血、活血化瘀、开胸顺气、解痉止痛。轻啄法起抑制神经作用，重啄法起兴奋神经作用。此法主要用于头部、胸部、背部。

10. 击法 用拳背、掌根、掌侧、指尖或用桑枝棒叩击体表，称为击法。

（1）拳击法：手握空拳，腕伸直，用拳背叩击体表。用拳背着力于施术处，以肘关节为支点，腕关节放松，前臂主动运动，带动腕拳进行节律性击打。

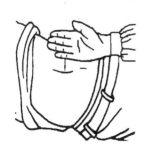 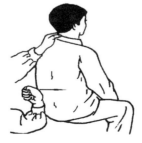 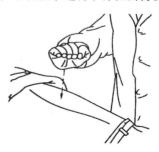

（2）掌击法：手指自然松开，腕伸直，用掌根部叩击体表。五指伸直，腕关节背伸放松，掌根处着力于施术处，以肘关节为支点，前臂主动运动，带动手掌根部进行节律性击打。

（3）侧击法（又称小鱼际击法）：手指自然伸直，腕略背屈，用单手或双手小鱼际部击打体表。侧掌，腕关节背伸放松，小鱼际处着力于施术处，以肘关节为支点，前臂主动运动，带动手掌进行节律性击打。

（4）指尖击法：用指端轻轻打击体表，如雨点下落。手指端着力于施术处，腕关节放松，以肘关节为支点，前臂主动带动掌指进行节律性击打。

（5）棒击法：一手握住木棒的后1/3，前1/3着力于施术处，以肘关节为支点，前臂主动施力，带动木棒节律性进行击打。

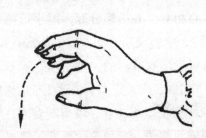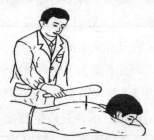

注意事项：注意卫生，保持手部清洁。操作者要修剪指甲。操作者手法要娴熟，并根据受术者体质，施用不同手法和力度。操作者在施术过程中逐渐增加频率和力度，决不可生硬粗暴，更不可用蛮力。天气寒冷时，施术者应注意手部保持温暖。受术者在术中或术后应谨避风寒。在施术过程中，如受术者有晕厥现象，应停止施术，并使其静卧，然后饮温开水或糖水，也可指掐人中、内关、足三里等穴。

四、中医健康养生歌赋

（一）《黄帝内经》四季养生经

1. 春

[正文]："春三月，此谓发陈。天地俱生，万物以荣。夜卧早起，广步于庭，被发缓形，以使志生。生而勿杀，予而勿夺，赏而勿罚。此春气之应，养生之道也。逆之则伤肝，夏为寒变，奉长者少。"

[注释]：春天的三个月，是万物复苏、推陈萌发、生长出新的时节。顺应了天时之气，诞生新的生命，自然界大地升温，草木变绿，暖意盎然，一片生发的景象。跟随时间的变化，生活起居应适当早起，庭院之中悠闲散步，不要拘束自己，衣服宽松得体，不可拘束，调形调气，自由自在，情感、思绪、愿望顺应春天气候的变化油然而生。不要随意杀戮动物，要给予生命繁衍的机会。不时给予资助，不可强夺索取，要好善施恩，推陈出新，积极向上，遵循春天生长繁衍的规律。重在养肝，多甜少酸，反之损伤肝气，压抑不发，木不生火，到了夏天容易受寒着凉，春不生、夏不长也是这个道理。

歌诀

> 阳春三月万物苏，沐浴阳光心神舒。
>
> 动前热身动后缓，观察气候和时间。
>
> 因人适量勿过激，小大易难简入繁。
>
> 衣着得体防凉寒，鼻吸口呼有氧炼。

2. 夏

[正文]："夏三月，此谓蕃秀。天地气交，万物华实。夜卧早起，无厌于日。使志无怒，使华英成秀，使气得泄，若所爱在外。此夏气之应，养长之道也。逆之则伤心，秋为痎疟，奉收者少，冬至重病。"

[注释]：夏天的三个月，草木葱茏，百花盛开，一片果实茂盛的景象。天地之气，上下交汇，万物繁华，孕育果实。生活起居应该晚睡早起，加睡午觉，不要厌烦夏日炎炎，要适宜汗出，促进代谢，勿贪凉食冷，损伤胃肠。激情四射，追求梦想，保持心态平和，戒骄戒躁，戒暴戒怒，使草木旺盛，开花孕果，呈现繁华。毛孔开放，汗液外泄之际，防高温寒湿，保持热情洋溢的心情，使阳热之气得以向外流露。遵循夏天旺盛孕育、开花结果的规律，重在养心，长夏养脾，顺应夏季养生规律。反之损伤心脾，像花儿枯萎一样。到了秋季，多发疟疾，收获减少，华而不实，或者不华也不实，到了冬天呢，就会得重病。

歌诀

盛夏物茂腠理开，适量运动室内外。

避遮高温选时间，林荫清凉防阳晒。

衣履宽松热散舒，谨慎锻炼防中暑。

汗出给水莫贪凉，少量多饮冲温浴。

3. 秋

[正文]："秋三月，此谓容平。天气以急，地气以明，早卧早起，与鸡俱兴，使志安宁，以缓秋刑，收敛神气，使秋气平，无外其志，使肺气清。此秋气之应，养收之道也。逆之则伤肺，冬为飧泄，奉藏者少。"

[注释]：秋季的三个月，是从容自信、平和收获的时节。秋高气爽，湿气渐去，燥气渐生，秋风落叶，残酷无情，摧枯拉朽。地上开始出现白霜了，气温下降，秋燥秋凉。生活起居宜早睡早起，增减随时，使精神志收敛回归，心神安宁。以缓解秋气肃杀凄凉之境，免得心神受到损害，悲伤抑郁。收敛心神元气，使形与神俱，平和安详，心定气畅，见好就收，不要再热情外露，志向飘忽，要呼吸自如，深长绵软，使肺气清肃，这就是秋天养生的道理。反之则伤及肺，出现呼吸困难、心慌气短、腹疼腹泻，到了冬天就不会封藏，丧失身体精华。

歌诀

秋爽登高多远眺，赏菊神怡心脑好。

舒缓太极健身舞，八段锦和五禽戏。

有序慢跑强循环，伸筋壮骨肢体展。

秋燥沙尘防污染，足眠解乏莫愁感。

4. 冬

[正文]："冬三月，此谓闭藏，水冰地坼，无扰乎阳，早卧晚起，必待日光，使志若伏若匿，若有私意，若已有得，去寒就温，无泄皮肤，使气亟夺，此冬气之应，养藏之道也。逆之则伤肾，春为痿厥，奉生者少。"

[注释]：冬天的三个月，是封藏和进补时季。万物生灵潜藏，人体阳气也潜藏于体内，自然界呈现一片水结冰、地冻裂的寒冷景象。人体活动的时候注意不要扰乱阳气，尽量使阳气潜藏，不可轻易外泄。生活作息应早卧晚起，在阳光下进行有氧运动，要躲避冬天的寒凉。同时顺应天时，把情志潜伏藏匿起来，做到心态安和。好像对任何事都能平淡以对一样，保持良好的情绪，有所得、有所不得，有所就、有所不就，保持一种平衡心态。注意保暖，不要冒险抵触风寒。注意增添衣服，不要外露肌肤，受风寒侵袭，阳气反复受到夺失。这就是冬天养生的道理，遵循闭封养藏的规律。冬天重养肾，多进补。如果违背就会伤肾，到了春天，肝阳之气就不能升发，肝脏也不能受到滋养，容易发生痿厥之病。故冬日因藏而不藏，春天当生而不生。

歌诀

冬练三九抵御寒，防冻跌伤多保暖。

鼻吸口呼避刺激，动作协调有规律。

风雪冰雾莫出户，练前热身要充分。

藏精储阳有节制，叩齿调息温命门。

（二）二十四节气养生歌

1. 立春：宣阳达气

立春养生春悟好，韭菜萝卜食红枣。

阳气升发喜条达，养肝疏肝最重要。

大怒酗酒易伤损，身心和谐体安康。

2. 雨水：健脾和胃

> 雨水养生健脾胃，生化精津滋营血。
>
> 省酸增甘调木土，补中益气方来用。
>
> 静心培元勿劳作，起居有常顺自然。

3. 惊蛰：顾护卫阳

> 惊蛰养生天地人，疠气邪毒防谨慎。
>
> 疏肝养血营养丰，滋阴润燥食果蔬。
>
> 辨别体质治未病，强身健体增免疫。

4. 春分：平衡阴阳

> 春分养生好时节，阴阳均衡是法则。
>
> 科学调养定时眠，适宜锻炼定量餐。
>
> 灸罐药熏平补泄，恬淡虚无保乐观。

5. 清明：天人合一

> 清明养生贵户外，天人相应须合一。
>
> 银耳桑椹菊花茶，柔肝润肺灸罐痧。
>
> 顺势应时调身心，动静两宜爽精神。

6. 谷雨：温阳健脾

> 谷雨养生除湿潮，温阳健脾来清利。
>
> 薏仁山药黑豆粥，清香翠绿谷雨茶。
>
> 过敏体质灸罐痧，暮春养阳莫忘肝。

7. 立夏：静养心神

> 立夏养生静养心，提神醒脑子午睡。
>
> 增酸苦淡鱼豆维，灸罐药茶助肝胃。
>
> 补水防晒不贪凉，汗出当风经络防。

8. 小满：升清降浊

> 小满养生储元阳，升清降浊理三焦。
>
> 滋阴生津清利湿，苦菜黄花丝瓜汤。
>
> 昼高夜凉温差大，调神养性心火平。

9. 芒种：清热利湿

> 芒种养生庆丰收，汗衣勤洗身疲惫。
>
> 食淡果蔬豆桑椹，黄酒温煎精气神。

蚊虫梅雨湿邪生，芳香药囊艾挂起。

10. 夏至：敛汗固表

夏至养生避邪虚，阳消阴长调情欲。

荤素进出食均衡，多碱补水量适中。

薄荷竹菊三叶茶，收敛心气源血汗。

11. 小暑：避炙养心

小暑养生莫贪凉，以热抗热体健康。

温阳滋阴夕与晨，草莓莲子静养心。

冷热易感空调病，内寒伤阳及脾肾。

12. 大暑：冬病夏治

大暑养生酷热度，冬病夏治穴位敷。

体虚感冒老慢支，风湿关节胃肠炎。

借助天时来调理，莫错防治最佳机。

13. 立秋：滋阴润燥

立秋养生祛暑湿，月明风清落叶知。

滋阴润肺银耳梨，蜂蜜枇杷秋燥防。

山药薏仁胃生津，阳气渐收阴气长。

14. 处暑：健脾安神

处暑养生秋风雨，秋思秋愁秋老虎，

暑湿困脾粥百合，灸罐药痧助生化。

食淡炼身保睡眠，阴阳调和心神安。

15. 白露：养阴润肺

白露养生秋夜凉，养阴润肺莲仁汤。

正气存内多方施，防燥不腻药膳食。

健脾益肠腹宜暖，艾灸热敷在关元。

16. 秋分：滋阴养血

秋分养生宜秋冻，知人知度知时钟。

吐故纳新养肺气，登高远眺甘蔗梨。

阴平阳秘精神治，宽容乐观强机体。

17. 寒露：滋阴护津

寒露养生滋肺阴，普洱乌龙碧螺春。

　　　　　重阳登高赏秋菊，陶冶情操插茱萸。

　　　　　参茸虫草莫伤津，健脾益肾何杜杞。

18. 霜降：平肝补肾

　　　　　霜降养生腹揉摩，调息叩齿发常梳。

　　　　　烩炖烹煮食节制，山楂茄栗降血脂。

　　　　　命门神阙药艾暖，强腰壮骨健双膝。

19. 立冬：养肾藏精

　　　　　立冬养生进膏方，养肾藏精待春阳。

　　　　　参芪麦桂枸栗子，膳药食补相益彰。

　　　　　房事融乐勿劳伤，滋阴养血安然情。

20. 小雪：敛阴护阳

　　　　　小雪养生防御寒，有氧运动适时练。

　　　　　灸罐药膏补肾气，敛阴护阳固根基。

　　　　　泡脚千金足浴散，涌泉擦搓揉太溪。

21. 大雪：藏精蓄阳

　　　　　大雪养生在冬藏，防跌防梗防冻伤。

　　　　　养精蓄力踮脚跟，早睡晚起晒太阳。

　　　　　头暖肢温胸和腹，形神合一走四方。

22. 冬至：强脊壮肾

　　　　　冬至养生药膳施，九种体质来辨识。

　　　　　脏腑阴阳气血通，四肢百骸全照应。

　　　　　灸膏生精需经方，进补机理相互生。

23. 小寒：培元固本

　　　　　小寒养生温肾阳，核桃杜仲虫草汤。

　　　　　冬练三九抵御寒，多食伤身肥厚甘。

　　　　　天人相应顺自然，灸罐药熏固本元。

24. 大寒：固守封藏

　　　　　大寒养生脾肺肾，温培关元煦命门。

　　　　　耳聪目明面红润，固精养血收藏封。

　　　　　瑞雪兆丰迎春归，国泰民安享太平。

五、九种体质治未病

中医治未病思想，就是通过饮食起居、情志调理、运动疗法及中草药等多种措施，调养体质，调理身体阴阳气血平衡，增强人体抗病能力，让人体少生病、不生病，纵使得病也能尽快痊愈，痊愈后少复发。从总体上讲，治未病包括三个大的方面，即未病先防、已病防变和瘥后防复。

中医学认为，人有先天之本和后天之本，先天禀赋于父母，后天取源于水谷精微，先天决定后天，后天滋养先天。阴平阳秘，精神乃治，健康长寿。中医养生的理论依据是整体观念和天人相应，最讲究辨证施治和因人制宜。中医学把人分为平和质、阴虚质、阳虚质、气虚质、气郁质、血瘀质、痰湿质、湿热质、特禀质九种。

（一）平和质

1. 基本特征　体形匀称健壮，面色红润，肌肤光泽，发密色黑，目光有神，不容易疲劳，精力充沛，睡眠、食欲良好，大小便正常，性格随和开朗，平时患病较少，对自然环境和社会环境适应能力较强。

2. 患病倾向　正常体质，不易得病。

3. 调养方式

（1）膳食调养：多吃五谷杂粮、蔬菜瓜果，少食过于油腻及辛辣之物。

（2）运动调养：坚持散步、慢跑、游泳以及五禽戏、太极拳、八段锦、六字诀。

（3）情志调养："阴平阳秘、精神乃治""恬淡虚无，真气从之。精神内守，病安从来"。

（4）养生总则：起居规律，饮食有节，劳逸结合，坚持锻炼，充足睡眠，平和心态，重在维护。

（二）气虚体质

1. 基本特征 言低语弱，常出虚汗，疲乏无力，容易呼吸短促，性格内向，情绪不稳定。气短懒言，精神不振，疲劳易汗，目光少神，唇色少华，毛发不泽，头晕健忘，大便正常，小便偏多。

2. 患病倾向 容易感冒，生病后抗病能力弱且难以痊愈，还易患内脏下垂，如胃下垂等。

3. 调养方式

（1）经络调养：按揉足三里，灸关元、神阙，能量药泥灸督脉。

（2）运动调养：以柔缓运动（散步、打太极拳等）为主，不宜做大负荷运动和出大汗的运动，忌用猛力和长久憋气。

（3）膳食调养：多吃有益气健脾作用的食物，如黄豆、白扁豆、鸡肉、泥鳅、蘑菇、大枣、桂圆、蜂蜜等，少食具有耗气作用的食物，如槟榔、空心菜、生萝卜等。推荐：黄芪桂圆乌鸡（鲫鱼）汤。

（4）药物调养：玉屏风散、补中益气汤、参苓白术丸。

4. 养生总则 补中益气，培元固本，扶正祛邪，健脾和胃，勿劳大汗，动作缓和，充足睡眠。

（三）阴虚体质

1. 基本特征 体形瘦长，不耐暑热，手足心热，口燥咽干，大便干燥，两目干涩，唇红微干，皮肤偏干，易生皱纹，眩晕耳鸣，失眠多梦，性情急躁，外向好动，舌红苔少脉细数。

2. 患病倾向 易患咳嗽、干燥综合征、失眠、消渴、便秘、肿瘤、口腔溃疡、甲亢等。

3. 调养方式

（1）运动调养：居住环境宜安静，避免熬夜、剧烈运动和在高温酷暑下工作。适合做有氧运动，可选择太极拳、太极剑等动静结合的传统健身项目，锻炼时要控制出汗量，及时补充水分。

（2）经络调养：可按揉涌泉、复溜、公孙。

（3）膳食调养：多吃甘凉滋润的食物，比如瘦猪肉、鸭肉、绿豆、冬瓜、芝麻、百合等。少食羊肉、狗肉、韭菜、辣椒、葱、蒜、葵花子等性温燥烈的食物。推荐：木瓜银耳粥或桑椹首乌茶。

（4）药物调养：六味地黄丸、杞菊地黄丸。千金足浴散泡脚。

4. 养生总则 滋阴润肺，补益肝肾，健脑生髓，强筋壮骨。

（四）气郁体质

1. 基本特征 体形偏瘦，神情忧郁，烦闷不乐，胸胁胀满，走窜疼痛，多伴叹息则舒，睡眠较差，健忘痰多，多愁善感、忧郁脆弱。无缘无故地叹气，容易心慌、失眠，咽喉部经常有堵塞感或异物感。性格忧郁脆弱，敏感多疑。

2. 患病倾向 头痛眩晕，失眠多梦、胸胁胀痛、乳腺增生、子宫肌瘤、癔症、精神抑郁症、神经官能症、更年期综合征等。

3. 调养方式

（1）运动调养：以登山、游泳等户外活动为主，也可坚持较大量的运动锻炼，多参加群众性的体育运动项目，如打球、跳舞、下棋等，解除自我封闭状态，以便更多地融入社会。居住环境安静，保持规律睡眠。

（2）经络养生：按揉太冲、中极、期门，肝经刮痧，肝俞拔罐。

（3）膳食调养：多吃小麦、蒿子秆、葱、蒜、海带、海藻、萝卜、山楂等具有行气、解郁、消食、醒神作用的食物。推荐：菠萝燕麦粥或佛手月季花茶。

（4）药物调养：以逍遥丸、柴胡疏肝散、疏肝解郁丸等口服，千金补益散泡脚。

4. 养生总则 疏肝解郁，宽胸理气，养心安神，疏经通络止痛。

（五）湿热体质

1. 基本特征 面垢油光，易生痤疮，口苦口干，身重困倦，大便燥结，小便短赤，男易阴囊潮湿，女易带下量多。性格多急躁易怒。

2. 患病倾向 口臭、狐臭、湿疹、黄疸性肝炎、胆囊炎等病。

3. 调养方式

（1）运动调养：适合做中长跑、游泳、爬山、球类等大强度、大运动量的锻炼等。居住环境宜干燥，盛夏暑湿较重的季节，减少户外活动的时间。

（2）经络调养：以拔罐、刮痧、点刺放血疗法，常按揉曲池、阴陵泉、中脘。

（3）膳食调养：应饮食清淡，多吃甘寒、甘平的食物，如绿豆、空心菜、苋菜、芹菜、黄瓜、冬瓜、藕、西瓜等，少食辛温助热的食物，应戒除烟酒。推荐：红豆薏仁粥或苦丁茶。

（4）药物调养：三仁汤、六一散、清胃散。

4. 养生总则 疏肝利胆，清热利湿，驱邪排毒。

（六）痰湿体质

1. 基本特征 面部油多，多汗且黏，面黄胖暗，眼泡微浮，容易困倦，身重不爽，大便正常或不实，小便不多或微涩，腹部松软肥胖。性格温和稳重，善于忍耐。

2. 患病倾向 眩晕、胸痹、痰饮等易患冠心病、高血压、高脂血症、糖尿病、痛风等疾病。

3. 调养方式

（1）运动调养：适合游泳、散步等户外活动，经常晒太阳。因易于困倦，故应根据自己的具体情况循序渐进，长期坚持运动锻炼。

（2）经络养生：按揉丰隆、阴陵泉穴，穴位埋线减肥和中药蒸汽降脂。

（3）膳食调养：饮食以清淡为原则，少食肥肉及甜、黏、油腻的食物，多食葱、蒜、海带、冬瓜、萝卜、金橘、芥末等食物。推荐：冬瓜薏仁鸭汤或荷叶绿茶。

（4）药物养生：平胃散、二陈汤口服。

4. 养生总则 健脾和胃，利湿化痰，降脂减肥。

（七）阳虚体质

1. 基本特征 平素畏寒，时感手脚发凉，胃脘部、背部或腰膝部怕冷，喜热饮食，精神不振，睡眠偏多，口唇色淡，毛发易落，易出汗，大便溏薄，小便清长，性格多沉静、内向。

2. 患病倾向 头痛、痹证、痛经、水肿、慢性胃肠炎、阳痿早泄、不孕症等。

3. 调养方式

（1）运动调养：进行舒缓柔和的运动，如慢跑、散步、打太极拳、做广播操。秋冬注意保暖，尤其是足下、背部及下腹部丹田部位的防寒保暖，夏季避免直吹空调、电扇。

（2）经络调养：灸关元、命门，擦八髎、按气海，能量药泥灸。

（3）膳食调养：多吃甘温益气的食物，比如牛羊狗肉、葱、姜、蒜、花椒、鳝鱼、辣椒、胡椒等。少食生冷寒凉的黄瓜、藕、梨、西瓜等。推荐：胡萝卜羊肉汤或枸杞红茶。

（4）药物调养：口服参茸丸、右归丸、金匮肾气丸等，千金健足散泡脚。

4. 养生总则 温补元阳，健脾益肾，强筋壮腰，填精生髓。

（八）血瘀体质

1. 基本特征 面色晦黯，易有瘀斑，易患疼痛，口唇黯淡或紫，眼眶黯黑，发易脱落，肌肤干，女性多见痛经、闭经，刷牙时牙龈容易出血，眼睛经常有红丝，皮肤常干燥、粗糙，常常出现疼痛，容易烦躁，健忘，性情急躁。

2. 患病倾向 出血、中风、冠心病、痹证、痛经、肿瘤、肝硬化、癫狂等。

3. 调养方式

（1）运动调养：太极拳、八段锦、五禽戏以及各种舞蹈、步行健身法、徒手健身操等。保持足够的睡眠，早睡早起多锻炼。温馨提示：血瘀体质的人在运动时如有胸闷、呼吸困难、脉搏明显加快等不适症状，应及时去医院检查。

（2）经络调养：保健按摩可使经络畅通，起到缓解疼痛、稳定情绪、增强人体功能的作用。常取曲池、章门、身柱按揉，少冲、少商点刺放血，中药熏汽浴疗。

（3）膳食调养：选择具有活血、散结、行气、疏肝解郁作用的食物，如黑豆、海带、紫菜、萝卜、胡萝卜、柚子、山楂、醋等。推荐：五仁粥或山楂玫瑰茶。

（4）药物调养：山楂丸、桃红四物汤口服。

4. 养生总则 活血化瘀，疏经通络，理气止痛。

（九）特禀体质

1. 基本特征 特禀质就是一类特殊体质，该类人群容易对花粉、食物、植物、异味过敏。经常鼻塞、打喷嚏、流鼻涕。皮肤容易起荨麻疹，并出现紫红色瘀点、瘀斑和抓痕。对环境适应能力差。

2. 患病倾向 鼻炎、药物过敏、花粉症、哮喘等过敏性疾病。

3. 调养方式

（1）起居调养：保持室内清洁卫生。特别在春季，室外花粉较多时，要减少室外活动时间。不宜养宠物，以免对动物皮毛过敏。

（2）经络调养：中药蒸汽浴治疗，能量药泥灸背俞穴。

（3）膳食调养：饮食宜清淡，少食荞麦、蚕豆、牛肉、鹅肉、鲤鱼、虾、蟹、茄子、酒、辣椒、浓茶、咖啡等辛辣之品，腥膻发物及含致敏物质的食物。推荐：黄芪红枣粥或乌梅茶。

（4）药物调养：玉屏风散、消风散。

4. 养生总则 益气固表，提高免疫，适应环境，远离过敏原。

六、药膳、药酒、药茶

中医历代医家都十分强调饮食营养的重要性，《素问·五常政大论》指出："谷肉果蔬，食养尽之，勿使过之，伤其正也。"《素问·脏气法时论》指出："五谷为养，五果为助，五畜为益，五菜为充，气味合而服之，以补精益气。"

食疗是在中医理论指导下，利用食物的特性或调节膳食中的营养成分。药膳是依据中医辨证施治的原则，在膳食中加入一定的中药做成菜肴。二者利用食物营养或结合药物食疗以达到防治疾病、恢复健康的目的。其根本区别是药膳在膳食中加入了一定的药物，而药物有一定的适用范围和规定的使用剂量。

"药食同源"，即食物与药物之间没有明显的界限，既是食物，又是药物，如一对孪生兄弟，同出一母而秉性有别，所以古代医家有"药疗不如食疗"之说。《太平圣惠方》中记载："夫食能排邪而安脏腑，悦神爽志以资气血，若能用食平疴，释情遣疾者，可谓良工。"

（一）医典文献中药食同源之品

祛风散寒类：生姜、葱、芫荽、荠菜等。

祛风清热类：淡豆豉、菊花、薄荷等。

清热泻火类：苦瓜、蕨菜、茭白、百合、西瓜、松花蛋等。

清热生津类：甘蔗、柠檬、柑橙、番茄、苹果、荸荠等。

清热燥湿类：荞麦、藿香等。

清热凉血类：藕、黑木耳、茄子、芹菜、丝瓜等。

清热解毒类：赤小豆、绿豆、豌豆、马齿苋、蓟菜等。

清热化痰类：冬瓜子、白萝卜、紫菜、荸荠、海带等。

清热利咽类：罗汉果、胖大海等。

温化寒痰类：橘皮、佛手、香橼、桂花等。

止咳平喘类：梨、枇杷、百合、杏仁、白果、小白菜。

健脾和胃类：卷心菜、芋头、猪肚、木瓜、粳米、扁豆、无花果。

健脾化湿类：薏苡仁、蚕豆、大头菜等。

驱虫类：大蒜、椰子、南瓜子、石榴、醋、椰子肉、乌梅等。

消导类：山楂、麦芽、鸡内金、神曲、萝卜等。

温里类：花椒、辣椒、胡椒、八角、茴香、干姜、香葱、韭菜等。

祛风湿类：木耳、五加皮、薏苡仁、樱桃、鹌鹑、黄鳝、鸡血等。

利尿类：玉米、赤小豆、西瓜、冬瓜、葫芦、白菜、白鸭肉等。

通便类：香蕉、菠菜、蜂蜜、竹笋、番茄等。

安神类：百合、莲子、龙眼肉、小麦、酸枣仁、荞麦等。

活血类：山楂、桃仁、茄子、黑木耳、乌梅等。

收涩类：乌梅、芡实、石榴、莲子、高粱、黄鱼、鲶鱼等。

平肝类：绿茶、芹菜、番茄等。

补气类：小米、粳米、糯米、山药、马铃薯、大枣、香菇等。

助阳类：核桃、韭菜、丁香、羊肉、羊乳、狗肉、鹿肉等。

滋阴类：黑木耳、银耳、桑椹、牛奶、甲鱼、乌贼、猪皮等。

（二）药膳

1. 韭菜炒饭　韭菜炒鸡蛋、猪腰、虾仁等可温肾强腰。

2. 韭菜籽饼　韭菜籽研粉和面，做饼蒸食，治疗小儿尿床。

3. 白菜姜葱汤　白菜、生姜、葱白共煮，可抵御寒气防感冒。

4. 番茄西瓜汁　番茄、西瓜等量榨汁混合饮用，防口渴烦躁。

5. 丝瓜汤　老丝瓜慢火煎汤，以盐调味饮用，消除周身骨痛。

6. 老藕汤　将莲藕煮熟或煲汤饮用，有健脾开胃、补血止泻的作用。

7. 抗衰面膜　新鲜柠檬或黄瓜1个，切片敷上面部。

8. 杭菊糖茶　杭菊花10g，白糖适量，代茶频饮，适宜于风热感冒初起，头痛发热。

9. 姜陈汤　生姜15g，陈皮10g，水煎服或煮茶饮用，治脾胃虚寒型恶心呕吐。

10. 冬瓜苡米汤　冬瓜400g，薏苡仁40g。先将薏苡仁洗净，放适量水煮 40 分钟，再把冬瓜洗净，切成块下入同煮，加盐调味，吃瓜喝汤，能清利湿热。

11. 首乌红枣粥 何首乌 60g，粳米 60g，红枣 10 枚（去核）。将上物洗净入锅，武火煮沸，文火煲粥，放入红糖即成，随意食用。补气血，益肝肾，黑须发，养容颜。

12. 蜜饯双仁 炒甜杏仁 250g，核桃仁 250g，蜂蜜 500g。先将甜杏仁放在锅内，加水适量，煎煮 1 小时，加核桃仁，待汁将干锅时加蜂蜜，拌匀至沸即可。益肺补肾，止咳平喘。

13. 香薷饮 香薷 10g，白扁豆、厚朴各 5g，水煎服，每日 1 剂。可解表祛暑、化湿和中，适用于外感暑湿、内伤于湿所致的恶寒发热、头重头痛、无汗胸闷、四肢倦怠、腹痛吐泻等。

14. 红枣菊花粥 红枣 50g，粳米 100g，菊花 10g，清水适量，粥煮至浓稠时，放入适量红糖调味服用。具有健脾补血、清肝明目之功效，长期食用可使面部肤色红润，起到保健防病的作用。

15. 老桑枝煲鸡肉汤 老桑枝 60g，母鸡 500g，生姜 3 片，清水 2500mL。放进瓦煲内，武火煮沸，文火煲汤，加适量食盐。鸡熟捞起，酱油佐餐。具有祛风湿、利关节、益精髓的功效。

16. 丹参山楂粥 丹参 20g，干山楂 30g，大米 100g，冰糖 10g。放入锅中加清水熬汁，放冰糖调匀。功效：行气疏肝，活血化瘀。

17. 远志枣仁粥 远志肉 10g，炒酸枣仁 10g，粳米 50g。将粳米放入锅内，加水适量煮粥。水开后放入远志、酸枣仁煮熟即成。适用于心血不足的惊悸健忘、不寐多梦等症。

18. 人参养颜膏 人参 60g，桃仁 200g，白芷 100g，蜂蜜 300mL。将人参、桃仁、白芷放入砂锅内，加水 500mL，煎取药汁 200mL，再加水连煎 2 次，将 3 次所得 600mL 的药汁合在一起，继续加热，浓缩至 300～400mL，加入蜂蜜煮沸，冷却后装入瓶中即可。用法：每日早、晚各服 2 匙，有益气活血、养颜抗皱的作用。

19. 大枣枸杞茶 大枣 6 枚，枸杞子 10g，开水直接冲泡服用。养肝明目，润肺滋阴，补肾益精，健脾益胃。

20. 当归党参炖鸡汤 当归 10g，党参 10g，枸杞 5g，莲子 5g，红枣 10 枚，生姜 5g，老母鸡一只。鸡洗净飞水（放入水中沸滚 5 分钟，然后将水倒掉，鸡冲洗干净，去除血水浮沫），和所有材料一起入锅，加入足量清水，武火煮沸后转文火煲 2 小时，出锅前下盐调味即可。补血调血，补中益气，补脾健胃。

21. 玉屏牛肉汤　牛肉 500g，黄芪 20g，防风 10g，白术 10g，红枣 3 枚。牛肉洗净飞水（放入水中沸滚 5 分钟，然后将水倒掉，牛肉冲洗干净，去除血水浮沫），和所有材料一起入锅，加入足量清水，武火煮沸后转文火煲 2 小时，出锅前下盐调味即可。强筋壮骨，滋养肝肾，提高免疫。

22. 补虚正气粥　黄芪 60g，党参 30g，粳米 150g。补正气，疗虚损，健脾胃，抗衰老。

23. 糯米阿胶粥　阿胶 30g，糯米 100g，红糖少许。滋阴补虚，养血止血，安胎，益肺。

24. 甘蔗粥　甘蔗汁 100mL，粳米 100g。清热生津，养阴润燥。

25. 沙参粥　沙参 30g，粳米 100g，冰糖适量。润肺祛痰止咳。

26. 猪蹄粥　猪蹄 1 个，通草 3g，漏芦 10g，葱白 2 段。通乳汁，利血脉。

27. 生芦根粥　鲜芦根 100g，竹茹 15g，粳米 100g，生姜 2 片。清热除烦，生津止呕。

28. 紫苏麻仁粥　紫苏子、麻子仁各 10g，粳米 100g，润肠通便。

29. 补气双菇面　鲜蘑菇、水发香菇各 25g，黄芪 10g，挂面适量。补气健脾，益卫固表。

30. 虫草蒸鸭　冬虫夏草 10g，老雄鸭 1 只。补益肝肾，滋阴壮阳，纳气平喘，止血化痰。

31. 地黄蒸鸡　生地黄 50g，雌乌鸡 1 只。补中益气，滋肾养肝，和胃健脾，生津退热。

32. 枸杞叶炒鸡蛋　枸杞叶（鲜嫩者）100g，鸡蛋 2 个。补肝养血，止带明目。

33. 当归生姜羊肉汤　羊肉 500g，当归、生姜各 15g。养血散寒，温经止痛。

34. 扁鹊三豆饮　绿豆、赤小豆、黑豆各 12g，生甘草 3g。清热解毒，利尿除湿，健脾益肾。

（三）药酒

1. 熟地香酒 怀熟地 240g，沉香 3g，枸杞子 120g，纯粮白酒 5000mL。滋阴养血，补益肝肾，顺气导滞。

2. 菟丝子酒 菟丝子 150g，米酒 750mL。补益肝肾，固精明目。

3. 桑椹酒 鲜桑椹 1000g，纯粮白酒 1000mL。滋阴养血，补益肝肾，疏通经脉。

4. 杜仲酒 杜仲 500g，米酒 5000mL。补益肝肾，壮骨舒筋，通络止痛。

5. 杞黄酒 枸杞子 540g，生地黄 300g，纯粮白酒 5000mL。滋阴养血，补益肝肾，乌须黑发。

（四）药茶

本条内容由周口市中医院治未病科提供。

1. 体质保健茶

（1）阴虚体质

双门茶：麦冬 10g，天冬 10g，红茶 3g。

双子茶：枸杞 10g，莲子 10g，普洱茶 3g。

（2）阳虚体质

杜仲茶：杜仲 10g，枸杞 10g，红茶 3g。

桑椹茶：桑椹 10g，菟丝子 10g，普洱 3g。

（3）气虚体质

枸芪茶：黄芪 10g，枸杞 10g，红茶 3g。

西洋参茶：西洋参 10g，石斛 6g，铁观音 3g。

红参茶：红参 10g，荞麦 10g，铁观音 3g。

（4）气郁体质

佛手茶：佛手花 10g，荞麦 10g，玫瑰花 3g。

三花茶：玫瑰花 6g，月季花 6g，茉莉花 3g。

百合茶：百合 10g，莲子 10g，茉莉花 3g。

（5）血瘀体质

柴胡茶：柴胡 6g，白芍 6g，茉莉花 3g。

当归茶：当归 6g，山楂 6g，玫瑰花 3g。

（6）痰湿体质

陈皮茶：陈皮 6g，薏苡仁 3g，荷叶 3g。

泽泻茶：泽泻 6g，陈皮 6g，铁观音 3g。

（7）湿热体质

双叶茶：竹叶 6g，荷叶 6g，绿茶 3g。

龙须茶：玉米须 6g，佩兰 6g，菊花 3g。

（8）特禀体质

黄芪茶：黄芪 9g，白术 6g，菊花 3g。

荆芥茶：荆芥 9g，防风 6g，金银花 3g。

（9）平和体质（参四季保健茶）

2. 四季保健茶

（1）春季（花茶）

枸菊茶：枸杞 6g，麦冬 6g，菊花 3g。

决明茶：决明子 6g，玫瑰花 3g，茉莉花 6g。

三花茶：菊花 3g，茉莉花 3g，金银花 3g。

（2）夏季（绿茶）

桂丁茶：肉桂 3g，夜交藤 6g，苦丁茶 3g。

麦参茶：沙参 5g，麦冬 5g，桑叶 3g。

生津茶：沙参 3g，麦冬 3g，天冬 3g，菊花 6g。

（3）秋季（乌龙茶）

黄精茶：黄精 6g，桑椹 3g，枸杞 3g。

生地茶：生地黄 6g，沙参 3g，竹叶 3g。

紫苏茶：紫苏 3g，党参 3g，麦冬 3g。

（4）冬季（红、黑茶）

桑杞茶：桑椹 10g，枸杞 10g，红茶 6g。

首仲茶：何首乌 10g，杜仲 10g，普洱 6g。

玉屏风茶：黄芪 6g，防风 3g，白术 3g，红茶 3g。

3. 五脏保健茶

（1）解酒护肝茶：枸杞 10g，决明子 10g，菊花 6g，葛花 6g。

（2）四子养肾茶：枸杞子 10g，女贞子 10g，桑椹子 10g，决明子 10g，黑茶 3g。

（3）戒烟润肺茶：麦冬 10g，百合 10g，杏仁 10g，胖大海 2 枚。

（4）降脂护肝茶：绞股蓝 6g，银杏叶 6g，乌龙茶 3g。

（5）利咽润肺茶：佩兰 10g，竹叶 10g，胖大海 2 枚。

（6）增液润肠茶：玄参 10g，麦冬 10g，生地黄 10g，麻仁 5g，玉竹 5g。

（7）补肾壮阳茶：五味子 6g，枸杞 6g，菟丝子 6g，决明子 6g，女贞子 6g，覆盆子 6g，桑椹子 6g，杜仲 6g，普洱 3g。

（8）调经止痛茶：当归 6g，白芍 6g，益母草 6g，玫瑰花 3g。

（9）降三高茶：山楂 10g，泽泻 6g，玉米须 6g，荷叶 3g，菊花 3g。

（10）宁心安神茶：首乌藤（夜交藤）10g，酸枣仁 10g，远志 6g，红茶 3g。

（11）补肾乌发茶：何首乌 10g，桑椹子 10g，普洱茶 3g。

（12）补肾生发茶：女贞子 9g，覆盆子 10g，桑椹子 10g，普洱茶 3g。

（13）润肤养颜茶：山楂 9g，当归 6g，白芷 6g，玫瑰花 3g。

（14）祛痘茶：玫瑰花 10g，金银花 10g，茉莉花 10g。

（15）乳癖茶：玫瑰花 10g，月季花 10g，玳玳花 10g。

（16）降压茶：山楂 10g，荷叶 10g，菊花 3g。

（17）健脑茶：枸杞 10g，山楂 10g，远志 10g，龙井 3g。

（18）健脾茶：白术 10g，甘草 6g，绿茶 3g。

（19）三宝茶：菊花 6g，罗汉果 6g，普洱茶 6g。

（20）利咽茶：沙参 3g，玉竹 3g，石斛 3g，麦冬 3g，胖大海 2 枚。

七、经典验方与膏方

（一）经典验方

1. 风热感冒　银翘散（吴鞠通，《温病条辨》）

连翘30g，金银花30g，苦桔梗18g，薄荷18g，竹叶12g，甘草15g，荆芥穗12g，淡豆豉15g，牛蒡子18g。上杵为散，每服18g，鲜苇根汤煎，香气大，即取服，勿过煎。

2. 风寒感冒　川芎茶（赵学敏，《串雅》内外编）

鲜川芎（梗叶切碎，如无，干者亦可）、生姜（切丝）、陈皮（切丝）、鲜紫苏（梗叶切碎）各等分，细茶（与药相对）。

五月五日午时拌匀，用盒盖过宿，使气透，次日取出焙干，瓷瓶收贮。用时以汤泡之，一盅乘热熏鼻，吸其气，复乘热饮之，汗出即愈。用于感冒风寒，头痛鼻塞、遍身拘急、恶寒发热等症。

3. 伤风感冒　加味香苏饮（蒲辅周，《蒲辅周医疗经验》）

苏叶3g，陈皮2.4g，香附3g，甘草0.9g，防风3g，葛根2.4g，羌活1.5g，荆芥1.5g，僵蚕3g，桔梗1.5g，枳壳1.5g，豆豉6g，葱白1根。头痛甚，加川芎1.5g，白芷3g。咽痛甚，加射干4.5g。冬日感寒重者，可合三拗汤。

4. 老年气喘　经验方

莱菔子250g，川贝母18g，豆腐皮250g，白果12g，冰糖250g，白糖250g。将莱菔子、白果、川贝母、豆腐皮于锅内炒黄，研细末，加入白糖、冰糖拌匀，每次12~15g，每日3次，开水送服。

5. 泄泻腹痛　经验方（陈复正，《幼幼集成》）

用鸡蛋一枚，将小头打一小孔，放入胡椒七粒在内，以纸封顶，纸包煨熟，酒送更效。胡椒吞与不吞，不拘。

6. 脾虚泄泻　八仙糕（龚廷贤，《万病回春》）

枳实（去瓤，麸炒）120g，白术（陈壁土炒）120g，白茯苓（去皮）

60g、陈皮（炒）60g，干山药120g，莲肉（去心皮）60g，山楂肉（去核）60g，砂仁30g。上药为末，用白粳米5000g、糯米1500g打粉，用蜜1500g入药末，和匀。如做糕法，先就笼中划小块蒸熟，取出火烘干，瓦罐收贮封固。取3~5片食之，以白汤漱口。理脾胃，消饮食。

7. 脾胃虚寒 益脾饼（张锡纯，《医学衷中参西录》）

白术120g，干姜60g，鸡内金60g，熟枣肉250g。上药4味，白术、鸡内金皆用生者，每味各自轧细焙熟，再将干姜轧细，共和枣肉，同捣如泥，作小饼，木炭火上炙干。空腹时，当点心细嚼咽之。治饮食减少，完谷不化。

8. 体虚便秘 苏子麻仁粥（朱丹溪，《丹溪心法》）

麻子仁15g，紫苏子15g，粳米60g。先将麻子仁、紫苏子捣烂如泥，然后加水慢研，滤汁去渣，以汁煮粳米为稀粥，空腹食用。治疗年老、产后、病后体虚所致的便秘。

9. 阴虚便秘 便秘汤（冉小峰，《历代名医良方注释》）

玄参12g，麦冬12g，生地黄12g，郁李仁6g（打碎），火麻仁6g（打碎），枳壳6g。上6味，加水500mL，浸泡30~50分钟，加热煮沸30~40分钟，过滤。残渣再加水300mL煮沸30分钟，过滤，合并两次滤液即得。每日1剂，分3次服用。

10. 实证便秘 麻子仁丸（张仲景，《金匮要略》）

麻子仁36g，芍药9g，枳实24g，大黄50g（去皮），厚朴9g（去皮），杏仁18g（去皮尖，熬，别作脂）。上六味，末之，炼蜜和丸，梧子大。饮服十丸，日三服。渐加，以知为度。治趺阳脉浮而涩，浮则胃气强，涩则小便数，浮涩相搏，大便则坚，其脾为约。

11. 偏头痛（实证） 散偏汤（陈士铎，《辨证奇闻》）

白芍15g，川芎30g，郁李仁3g，柴胡3g，白芥子9g，香附6g，甘草3g，白芷1.5g。水煎服。人有患半边头风者，或痛在右，或痛在左，均可用。

12. 偏头痛（虚证） 黄牛脑子酒（李梴，《医学入门》）

牛脑髓1个（薄切），白芷、川芎末各9g。同入瓷器内，加酒煮熟，乘热服之，尽量一醉，睡后酒醒，其疾如失。治远年近日偏正头风。

13. 喘证 定喘神奇丹（陈士铎，《辨证奇闻》）

人参60g，牛膝15g，麦冬60g，北五味6g，熟地黄60g，山茱萸12g。作汤煎服。一剂喘少止，二剂喘更轻，四剂喘大定。

14. 心悸 茯苓粥（王怀隐，《太平圣惠方》）

赤茯苓30g，麦冬30g（去心），粟米60g。上药细锉，先以水两大盏半，煎至一盏半，去渣，下米煮作粥，温食之。治心胸结气，烦闷恐悸。

15. 失眠 酸枣仁饼（王怀隐，《太平圣惠方》）

酸枣仁0.9g（炒熟，捣末），人参0.3g（末），茯神0.3g（末），糯米120g（水浸，细研），白面120g。药末入米面中，以水调作煎饼食之。治心胸烦闷，不得睡卧。

16. 虚烦不眠 酸枣仁汤（张仲景，《金匮要略》）

酸枣仁18g，甘草3g，知母6g，茯苓6g，川芎6g。上5味，以水2000mL，煮酸枣仁，得1200mL，纳诸药，煮取600mL，分温3服。治虚劳虚烦不得眠。

17. 咳嗽 止嗽散（程国彭，《医学心悟》）

桔梗（炒）、荆芥、紫菀（蒸）、百部（蒸）、白前（蒸）各1000g，甘草（炒）360g，陈皮（水洗去白）500g。共为末。每服9g，开水调下，食后临卧服。初感风寒，生姜汤调下。

18. 胁痛（胆囊炎） 经验方（林宗广，《名医特色经验精华》）

柴胡10g，广木香10g，枳壳10g，广郁金10g，玄明粉10g，茵陈10g。一周服5剂，可防止复发。"状如常人"等无症状并伴胆石症的患者，也可用之。

19. 胁痛（慢性肝炎） 一贯煎加减（陈泽霖，《名医特色经验精华》）

生地黄15g，北沙参15g，当归12g，麦冬9g，枸杞子9g，川楝子9g，姜黄9g，淮小麦30g。治伤阴者，常见舌苔光剥，舌质红，口干咽燥。

20. 眩晕（高血压病） 经验方（龚志贤，《龚志贤临床经验集》）

川芎12g，菊花20g，地龙10g，川牛膝15g，夏枯草3g，地骨皮15g，玉米须30g。水煎服，日1剂，分2次服。治疗因肝阳上亢所致的头痛、眩晕、耳鸣、脉弦实，适用于肝阳上亢型。

21. 眩晕（高血压病） 杞菊地黄汤（陆芷青，《名医特色经验精华》）

熟地黄30g，牡丹皮9g，泽泻15g，淮山药15g，山萸15g，枸杞9g，菊花9g，茯苓12g，牛膝9g，川芎5g，淡附片3g。水煎服。治疗眩晕腰酸，下肢无力，舌淡红，脉沉、关弦、尺弱，适用于肝肾亏虚型。

22. 眩晕 薯蓣酒（王怀隐，《太平圣惠方》）

薯蓣 240g，防风 300g，山茱萸 240g，人参 180g，白术 240g，五味子 240g，丹参 180g，生姜 180g。上药细锉，以生绢袋盛，用清酒 6000mL，入瓷瓮中浸 7 日，每次温饮 1 盏，日 2 次。

23. 偏瘫（虚证） 补阳还五汤（王清任，《医林改错》）

黄芪 120g，归尾 6g，赤芍 4.5g，地龙 3g，川芎 3g，桃仁 3g，红花 3g。水煎服。初得半身不遂，依本方加防风 3g，服 4~5 剂去之。

24. 水肿（慢性肾炎） 白茅根汤（万友生，《名老中医医话》）

白茅根 30~60g，生薏米 15~30g，赤小豆 15~30g。水煎服。治慢性肾炎水肿，证属湿热伤阴者，适当加味，疗效更佳。

25. 水肿 青鸭羹（忽思慧，《饮膳正要》）

青头鸭 1 只，草果 5 个，赤小豆 9g。入鸭腹内煮熟，五味调，空腹服。治十种水病不瘥。

26. 盗汗 脐敷方（赵学敏，《本草纲目拾遗》）

五倍子炙干研末。男用女唾，女用男唾，调糊，填脐中，外用旧膏药贴之，勿令泄气，两次即愈。

27. 盗汗 枸杞饮（孙思邈，《千金要方》）

地骨皮 15g，小麦 6g，麦冬 6g。上 3 味加水煎煮，煮至麦熟为度，取汁去滓，分次饮用。治疗盗汗烦渴，阴虚发热。

28. 腰痛 补肾汤（龚信，《古今医鉴》）

补骨脂（酒炒）、小茴香（盐酒炒）、延胡索、牛膝（去芦，酒洗）、当归、杜仲（酒炒）、黄柏（酒炒）、知母（酒炒）各 9g，生姜 3 片。水煎服。治一切腰痛。

29. 遗精 旺水汤（陈士铎，《辨证奇闻》）

熟地黄 30g，沙参 15g，北五味子 3g，山药 30g，芡实 30g，茯苓 15g，地骨皮 9g。水煎服。连服 4 剂不遗矣。

30. 缺乳 滋乳汤（张锡纯，《医学衷中参西录》）

生黄芪 30g，当归 15g，知母 12g，玄参 12g，穿山甲（炒捣）6g，路路通（大者，捣）3 枚，王不留行（炒）12g。用丝瓜瓤作引，无者不用亦可。若用猪前蹄两个煮汤，用以煎药更佳。治少乳由于气血虚或经络瘀者，服之皆有效验。

31. 口腔溃疡 冰柏茶（青浦君，《寿世编》）

儿茶3g，川黄柏4.5g，冰片少许，合陈茶煎好，不时漱口。治口烂舌痛。

32. 牙痛 立止方（陶承熹，《惠直堂经验方》）

辛夷、花椒、蜂房、防风各等分，上药煎汤漱之，立止。

33. 小便失禁 经验方

牛膝30g，红枣20枚。将牛膝、红枣放在米饭上蒸熟，去牛膝，分两次吃米饭和红枣。

34. 老年溺尿刺痛 经验方

生黄芪120g，甘草24g。水煎400mL，日一剂，分两次服。

35. 肝硬化腹水 经验方

鳖甲30g，白茅根30g，芦根30g，薏苡仁30g，赤小豆30g。先煎鳖甲、白茅根、芦根，去渣，再入薏苡仁、赤小豆煮成粥服。

36. 鼻炎雾化方 鼻窦炎方（周口市中医院治未病科提供）

辛夷、苍耳子、白芷、薄荷、金银花、连翘各10g。水煎取药汁，置入雾化器，鼻腔吸入雾化。一日2次，每次20分钟。功用为清热解毒，通鼻开窍。用于鼻窦炎热证，症见鼻塞、头痛、浓涕。

37. 鼻炎雾化方 过敏性鼻炎方（周口市中医院治未病科提供）

黄芪20g，白术、辛夷、白芷、防风、陈皮各10g。水煎取药汁，置入雾化器，鼻腔吸入雾化。一日2次，每次20分钟。功用为益气固表，通鼻开窍。用于过敏性鼻炎、慢性鼻炎，症见鼻塞、喷嚏、头痛。

38. 筋骨痛方 千金湿热药敷散（周口市中医院康复中心提供）

方一、千金关节药敷散：牛膝60g，杜仲、续断、独活、桑寄生、骨碎补、千年健各40g，伸筋草、透骨草、淫羊藿（仙灵脾）、威灵仙、鸡血藤、青风藤、络石藤、忍冬藤、雷公藤、首乌藤（夜交藤）、乳香、没药、桂枝、桑枝、艾叶各30g。

方二、千金颈腰药敷散：狗脊60g，杜仲、续断、独活、桑寄生、骨碎补、千年健各40g，黄芪、伸筋草、透骨草、淫羊藿（仙灵脾）、威灵仙、鸡血藤、青风藤、乳香、没药、桂枝、桑枝、艾叶、当归、川芎、牛膝各30g。

方一、方二诸药分别共研粗粉，用精细棉布制成30cm×20cm大小的中药敷袋，每袋分装药粗粉 500g。湿热敷用，十天更换。

方三、千金七虫红花酊：乌梢蛇一条，虻虫、水蛭、全蝎、蜈蚣、僵蚕、地龙各 60g，红花 120g，松节油 500mL，白酒 5000mL。以上诸药浸泡于 75 度左右的白酒中，49 天后备用。

三方功效：疏风通络，活血止痛，强筋壮骨。

三方主治：颈肩腰腿，风湿关节等一切疼痛。

使用方法：首次使用者，先将湿热药敷包放在水中浸泡 30 分钟，沸水煎药 30 分钟后备用。待药水温度达 40℃左右时，捞出药包，拧出多余药水。再将药酒均匀撒在药包上，置于患处，热敷 30 分钟，外加保暖措施。每日 1 次，10 次为 1 个疗程。

39. 失眠方　千金安神散（周口市中医院康复中心提供）

方一、养心安神：酸枣仁 12g，首乌藤（夜交藤）12g，合欢花 12g，茯神 12g，丹参 9g，红花 6g。以上药物共研细末，枣花蜜调制。贴敷方法：穴位贴敷，取三阴交和内关（神门），白天贴敷。

方二、重镇安神：朱砂 9g（另研细末），酸枣仁 12g，茯神 12g，吴茱萸 12g，肉桂 12g，首乌藤（夜交藤）12g。以上药物共研细末，枣花蜜调制。贴敷方法：穴位贴敷，取涌泉和失眠穴，夜晚贴敷。

使用方法：方一、方二交替使用，昼一夜二，每日 1 次，15 天为 1 个疗程。

40. 颈枕方　颈椎保健枕方（周口市中医院康复中心提供）

方一、颈椎病方：白芷 60g，伸筋草 60g，蚕沙 60g，当归 60g，桂枝 60g，辛夷 60g，细辛 60g，补骨脂 70g，熏衣草 70g。功效：舒筋活络、祛风止痛。

方二、失眠方：决明子 100g，菊花 100g（杭白菊），罗布麻 100g，石菖蒲 100g，酸枣仁 60g，柏子壳 50g，熏衣草 50g，三奈（山奈）30g。功效：平肝息风，宁心安神。

方一、方二各取一剂，药材均干净或切细端，枕头制作可分五层：中间为药（布包），中层为棉纱或海绵，外层为毛巾布或棉纺制品。

（二）膏方

膏方，亦称膏剂、膏滋，属于中医丸、散、膏、丹、酒、露、汤、锭八种剂型之一，是中华民族灿烂文化珠玑。《山海经》中曾说："言味好皆滑为膏。"如指内容，以为物之精粹；如指作用，以滋养膏润为长。如指物，以油脂为膏；如指形态，以凝而不固称膏；如指口味，以甘美滑腴为膏。膏方不但具有浓度高、体积小、药性稳定、服用时无需煎煮、口感好、便于携带等优点，而且适用人群特别广泛。

补虚扶弱：凡气血不足、五脏亏损、体质虚弱或因外科手术、产后以及大病、重病、慢性消耗性疾病恢复期出现的各种虚弱症状，均可运用膏方，能有效促使虚弱者恢复健康，增强体质，改善生活质量。

防病治病：针对患者不同病症开列的膏方确能防病治病，尤其对于易反复感冒的免疫力低下的患者，服用扶正膏滋药，能提高免疫功能。另外，膏方对于儿童反复久咳不愈、厌食、生长发育迟缓等病症有较好的调理作用；偏颇体质的人群通过膏方调理，能改善体质，减少易患疾病的发生。

调理亚健康：现代社会节奏快、工作压力大，不少年轻人因此精力透支，而中年人由于机体各脏器功能随着年龄增长而逐渐下降，多出现头晕腰酸、疲倦乏力、头发早白等亚健康状态。膏方可用于调节阴阳平衡、纠正亚健康状态，使人体恢复到最佳状态，作用较为显著。

1. 经典内服膏方

（1）热咳方：冰糖 500g，枇杷叶膏 180g，海蛤壳 150g，芡实、驴皮胶、薏苡仁各 120g，党参、冬瓜子、杏仁、石斛、生地黄、熟地黄、桑椹、炒杜仲、怀牛膝、茯苓各 100g，白术、桃仁、丝瓜络、桑白皮、枳壳各 90g，麦冬、玉竹、竹沥、半夏、泽泻、连翘、川贝粉各 60g。

功用：益气养阴，清热化痰。

主治：肺热内蕴，耗伤气阴者。

（2）湿痰方：蜂蜜 300g，茯苓 200g，黄芪、泽泻、冬瓜子、海浮石各 150g，半夏、白术、杏仁、麦冬、炙紫菀、炙款冬、炙远志、陈皮、金荞麦各 120g，桂枝、炙甘草、干姜、五味子各 90g，砂仁 60g，红参 30g（另煎汁，冲入收膏）。

功用：温中健脾，化痰止咳。

主治：脾阳虚弱，痰饮内盛者。

（3）久咳方：蜂蜜 300g，桑白皮 200g，生地黄 150g，清半夏、麦冬、杏仁、款冬花、茯苓、芍药、黄芩各 100g，炙甘草 60g，五味子、川贝母、升麻各 50g。

功用：润肺止咳。

主治：久咳不愈。

（4）益气健脾方：麦芽糖 250g，党参、茯苓、薏苡仁各 200g，黄芪、炒白术、山药、芡实、炒白芍、莲子肉各 150g，陈皮、枳实各 120g，清半夏、砂仁、木香、厚朴、香附各 100g，干姜、山楂、神曲、白及、生姜、大枣各 60g，炙甘草 50g。

功用：温中健脾，行气和胃。

主治：脾胃虚弱之胃脘隐痛、胀满，倦怠乏力，便溏。

（5）健脾消脂方：蜂蜜 250g，麸炒白术、薏苡仁、茯苓、荷叶、玉米须、冬瓜皮、醋香附各 300g，山楂、苍术各 200g，清半夏、泽泻、桂枝、厚朴各 120g，砂仁、木香各 60g，肉桂 50g。

功用：益气健脾，利湿消脂。

主治：脾虚湿盛型肥胖。

（6）久泻方：蜂蜜 250g，人参、干姜、茯苓、炒白术、炒薏苡仁各 200g，肉豆蔻、酒萸肉、补骨脂、莲子肉各 150g，醋五味子、盐杜仲、淫羊藿、紫石英各 100g，炙甘草 50g。

功用：温补脾肾，固涩止泻。

主治：脾肾阳虚之久泻不止。

（7）八珍膏：蜂蜜 250g，人参、炒白术、茯苓、当归各 200g，川芎、熟地黄、白芍各 150g，炙甘草 60g。

功用：益气补血。

主治：病后虚弱、各种慢性病及妇女月经不调属气血两虚证。

（8）养肝方：蜂蜜 350g，炒白芍、炒酸枣仁、薏苡仁、香附各 300g，川芎、玉竹、桑椹、枸杞子各 200g，桑叶、柴胡、栀子、陈皮、枳椇子各 100g，甘草、菊花各 50g。

功用：疏肝理气，滋阴明目。

主治：急躁易怒，口苦，双目干涩。

（9）心悸方：炙甘草、丹参各 300g，蜂蜜 250g，桂枝、生地黄、干姜、麦冬、人参各 150g，火麻仁、麸炒苍术、薤白、瓜蒌、阿胶各 100g，砂仁 50g。

功用：益气滋阴，通阳复脉。

主治：阴血阳气虚弱，心脉失养证，脉结代。

（10）益心通络方：丹参、鸡血藤各300g，蜂蜜250g，黄芪、当归、赤芍、桑寄生各200g，西洋参、桂枝、川芎、醋郁金各150g，石菖蒲、桃仁各100g，檀香60g，炙甘草50g，三七粉30g。

功用：益气养心，活血通络。

主治：冠心病心脉痹阻证。

（11）儿童健脾清肺方：冰糖250g，茯苓、白扁豆、薏苡仁、炒山药、玉竹各200g，桔梗、炒麦芽、桔梗各100g，肉豆蔻、蒲公英、橘红、杏仁各100g，鸡内金、山楂、乌梅、砂仁各60g，甘草、薄荷各50g。

功用：健脾和胃，清肺止咳。

主治：小儿脾胃虚弱，反复呼吸道感染。

（12）小儿助长方：冰糖、生地黄、茯苓、山药各200g，牡丹皮、酒萸肉各150g，北柴胡、黄芩、清半夏、党参100g，醋鳖甲60g，青蒿、蒲公英、鸡内金各50g，炮山甲（代）、炙甘草、生姜、大枣各30g。

功用：疏肝达木，滋阴补肾。

主治：小儿发育迟缓，身材矮小。

（13）小儿固本平喘膏：冰糖200g，太子参、红枣、黄芪各150g，天冬、阿胶各120g，熟地黄、炙款冬花、补骨脂、丹参各90g，炙甘草50g，椒目、川贝粉各30g。

功用：益气养阴，润肺定喘。

主治：小儿哮喘虚证。

（14）美容养颜膏：西洋参、黄芪、丹参、薏苡仁各300g，蜂蜜250g，玉竹、茯苓、炒白芍、牡丹皮、当归、生地黄、百合、枸杞子、女贞子、墨旱莲、桑椹各200g，白芷、玫瑰花、桃仁、桂枝、佛手、蒲公英各100g，炒神曲、炙甘草、木香各60g。

功用：益气养阴，补血活血。

主治：中年女性保养。

（15）滋阴调经膏：益母草、蜂蜜各300g，生地黄、熟地黄、菟丝子、女贞子、黄精、白芍、当归各200g，川芎、山茱萸、炒枳壳各150g，阿胶100g。

功用：滋阴补肾，清热调经。

主治：月经不调兼口干舌燥、失眠多梦等阴虚证者。

（16）温阳调经膏：蜂蜜300g，黄酒200mL，人参、黄芪、熟地黄、当归、巴戟天各200g，川芎、淫羊藿（仙灵脾）、杜仲各150g，鹿角胶、阿胶各100g。

功用：温补脾肾，养血调经。

主治：月经量多而色淡，兼面色苍白、四肢不温、神疲乏力等阳虚证者。

（17）调更方：蜂蜜500g，太子参、百合、丹参各300g，生地黄、当归、珍珠母、酸枣仁、生白芍、茯苓、枸杞子、菟丝子、煅龙骨、薏苡仁、炒白术、煅牡蛎各200g，川芎、知母、黄柏、桑寄生、川续断、巴戟天、阿胶各150g，覆盆子100g，炙甘草各60g。

功用：滋补肝肾，清心除烦。

主治：更年期综合征，月经紊乱或骤然停经，阵发性潮热、出汗，易激动、失眠、多虑、抑郁等。

（18）失眠方：蜂蜜500g，黄芪、茯神、酸枣仁、淮山药、香附各300g，当归身、熟地黄、枸杞子、柏子仁、女贞子、菟丝子各200g，丹参、川芎、杜仲、天麻、桃仁、红花、五味子、远志、大枣各150g，陈皮、大腹皮、阿胶各100g，佛手100g，西洋参、木香60g，甘草、沉香各50g。

功用：健脾补肾，益气活血。

主治：失眠虚证。

（19）黑发膏：蜂蜜300g，黄精、山药、薏苡仁、茯苓、枸杞子、生地黄、紫石英各200g，玉竹、鹿角胶、炒枳壳各150g，益智仁、芡实、木香、茜草根各100g，炙甘草60g。

功用：阴阳双补，乌发生发。

主治：男女白发、少发。

（20）续命方：蜂蜜250g，人参、川芎、炙甘草、杏仁、汉防己、桂心、白芍、黄芩、独活各100g，麻黄、木香、砂仁、防风、生姜、大枣各60g，附子、川乌各50g。

功效：祛风散寒，益气活血，通络。

主治：脑卒中，半身不遂，筋脉拘急，口眼㖞斜，语言謇涩。

（21）扶正方：蜂蜜500g，黄酒250mL，黄芪、白术、茯苓、熟地黄、全当归、白芍、枸杞子、酒萸肉、麦冬、淮山药、生薏苡仁各200g，西洋参（研末）、陈皮、玉竹、川芎、巴戟天、牡丹皮、杜仲、龙眼肉、补骨脂各150g，桂枝、灵芝、制黄精、五味子、阿胶、鹿角胶各50g，胡桃肉（研末）、炙甘草各50g。

功用：阴阳双调，扶正补虚。

主治：亚健康、术后、病后体虚。

（22）化痰消瘿方：蜂蜜300g，醋鳖甲、牡蛎各300g，茯苓、北柴胡、桂枝、天花粉、煅瓦楞子、猫爪草、夏枯草、党参、牡丹皮、玄参、紫石英各150g，干姜、黄芩、清半夏各120g，浙贝母、焦神曲、麸炒苍术、升麻各100g，甘草60g。

功用：疏肝泻热，化痰散结。

主治：瘿瘤（甲状腺结节）属痰瘀互结实证。

（23）扶正消瘿方：蜂蜜500g，党参、黄芪、熟地黄、丹参、鳖甲、夏枯草各200g，牡丹皮、赤芍各150g，浙贝母、防己、桃仁、红花、升麻、鹿角片各100g，肉桂、麻黄、制附片、炙甘草各60g。

功用：温补脾肾，化痰散结。

主治：瘿瘤（甲状腺结节）属脾肾两虚证。

（24）鼻炎方：蜂蜜400g，徐长卿300g，乌药、怀山药、茯苓、炒白术、百合各200g，益智仁、防风、桂枝、炒白芍、鹿角胶、阿胶各60g，五味子、干姜、乌梅各60g，炙甘草30g，生姜汁60mL。

功用：温肺化饮，固表截敏。

主治：过敏性鼻炎寒饮伏肺证。

（25）消渴方：木糖醇250g，生地黄、麦冬、石膏各200g，玉竹、丹参、天花粉、炒山药、炒芡实、炒扁豆各150g，党参、茯苓、白芍、白术、炙甘草各100g，远志、益智仁、酒萸肉各50g，三七30g。

功用：健脾益气，生津止渴。

主治：消渴证，证见口干舌燥、消瘦乏力。

（26）眩晕方：蜂蜜250g，生石决明180g，生牡蛎、地黄、钩藤各120g，益母草、桑寄生、首乌藤（夜交藤）、茯神、天麻、山药各100g，川牛膝、栀子、黄芩、炒白芍各90g，炙甘草60g。

功用：平肝息风，补益肝肾。

主治：肝阳偏亢，肝风上扰之眩晕、头痛。

（27）除痹方：蜂蜜500g，独活300g，桑寄生、杜仲、牛膝、茯苓、当归、芍药、地黄各200g，防风、川芎、人参各100g，细辛、秦艽、肉桂、甘草各60g。

功用：祛湿止痛，补益肝肾。

主治：痹证日久之腰膝疼痛、痿软，畏寒。

（28）通便膏：蜂蜜300g，百合、锁阳、肉苁蓉各200g，厚朴、杏仁、桑白皮、天冬各150g，甘草60g。

功用：润肠通便。

主治：适用于老人，体虚及产后之虚秘。

（29）明目膏：蜂蜜500g，枸杞300g，菊花、香橼、蒲公英、决明子、覆盆子、薄荷、桑叶、黑芝麻各200g，茯苓、山药各100g，甘草60g。

功用：滋补肝肾，清热明目。

主治：干眼症。

（30）固元膏：冰糖80g，黄酒250mL，黑芝麻、核桃各250g，大枣、阿胶各200g，枸杞子、桂圆、酸枣仁各150g。

功用：补血养气，益智健脑。

主治：慢性病亚健康患者、妇女、老年人冬季进补。

2. 经典外治膏方

（1）止痛膏：大附子（生，切）4枚，猪脂640g。

制法：将附子用3年陈醋浸渍3晚取出，与猪脂同煎，不断煎煮，反复浓缩，直至膏成。

功用：通络止痛，活血疗伤。

主治：折腕损伤。

（2）乳没膏：米粉200g，没药末、乳香末各25g。

制法：将米粉炒黄，入没药末、乳香末，酒调成膏。

功用：活血止痛，消肿生肌。

主治：主治筋骨损伤。

（3）芙蓉膏：芙蓉叶20g，紫金皮、天南星各10g，白芷、独活、何首乌、赤芍各5g，姜汁、茶青各100g。（紫黑严重者可加肉桂5g）

制法：上述药物打成粉状，然后以茶青、姜汁调制成膏状备用。

功用：活血消肿，散瘀止痛。

主治：跌打损伤所致的黑紫色持续不退。

（4）紫金膏：天花粉、芙蓉叶、紫金皮、赤芍、天南星、独活、当归、白芷各100g，牡丹皮30g，姜汁1000g。疼痛严重者加乳香、没药10g。

制法：上述药物打成粉状，然后以姜汁调制成膏状备用。

功用：清热活血，散瘀止痛。

主治：跌打损伤所致的红肿热痛。

（5）松葱膏：松香、连根葱各20g。

制法：先将上述药物炒热，然后捣烂为膏状。

功用：活血散瘀，消肿止痛。

主治：跌打损伤所致的肿痛。

八、传统功法与运动

（一）五禽戏

五禽戏，是一种模仿禽兽动作，用以防病治病、延年益寿的医疗体育活动。五禽戏又称"五禽操""五禽气功""百步汗戏"等，据说由东汉医学家华佗创制。五禽是指虎、鹿、熊、猿、鸟，戏为嬉戏、表演之义。因此五禽戏不仅外形动作要效仿虎的威武、鹿的安闲、熊的稳健、猿的机敏、鸟的轻捷，而且要内蕴"五禽"神韵，做到形神合一，以达到舒展筋骨、调畅气血、强身健体、延年益寿的目的。

1. 虎戏　虎戏要体现"森林之王"的威猛，动作要刚柔相济。虎戏主要加强脊柱的活动，有利于颈背腰骶部疾病的康复，可健腰固肾。

预备式：脚跟并拢，松静站立，两臂自然下垂，目视前方。

（1）虎举：两手掌心向下，十指撑开，由小指起依次屈指外旋握拳，拳眼朝上，两拳沿体前缓慢上提至胸前后缓缓松拳，手掌下翻，两臂上举，手掌外翻，上臂撑展，目视两掌，继而再屈指握拳，下拽至胸前，松拳变掌，沿体前下落至腹前，十指撑开，掌心向下，目视两掌。两手自然垂于体侧，目视前方。上举时身体上拔，提胸吸气。下拽时如下拉吊环，含胸呼气。

作用：虎举可以加强掌指关节活动，促进手部的微循环，适宜手部活动不利、循环障碍的康复。同时，两掌一升一降，疏通三焦气机，调理三焦功能。

（2）虎扑：两手握空拳，于体侧上提，身体由后仰变前伸，抬头，两手向上、向前画弧，十指弯曲呈"虎爪"，掌心向下，身体前扑，拔腰伸膝，手变虎爪，再屈膝，虎爪下按至膝部两侧，再经体侧上提，左腿上步，脚跟着地，脚尖上翘成虚步，身体向前下扑。两掌向身体侧前方举起，与胸同高，掌心向上，目视前方，两臂屈肘，两掌内合下按，自然垂于体侧，重复时可右腿上步。演练过程由慢到快，动作由柔变刚，力贯于掌。

作用：虎扑动作后仰前伸，增强了脊柱的伸展度和柔韧性，对常见的腰部疾病有防治作用。同时，脊柱的前后伸展折叠，牵动任、督两脉，起到调理阴阳、疏通经络、活跃气血的作用。

2. 鸟戏 鸟戏要有仙鹤昂首挺拔、展翅飞翔之神韵，动作要舒展大方。练习鸟戏可起到宽胸利肺的作用。

预备式：两脚平行站立，两臂下垂，目视前方。

（1）鸟伸：两脚与肩同宽，双膝微屈，两手于腹前相叠。双手上举至头前上方，掌心向下，指尖向前，屈腕，身体稍前倾，耸肩缩颈，挺胸塌腰，尾骶上翘，目视下方。手掌下按于腹前，双臂展开后伸，两手呈鸟翅状。与此同时，抬头松颈，右脚站稳蹬直，重心右移，左腿伸直，向后抬起。重复上述动作，左右相反。左脚下落，两脚开步站立，两手自然垂于体侧，目视前方。

作用：鸟伸借助手臂上举下按，身体松紧交替，起到疏通任督二脉、协调阴阳的作用。双臂展开，金鸡独立，可锻炼平衡能力，增强踝关节稳定性。同时，还能加强肺的吐故纳新功能，增加肺活量，改善慢性支气管炎、肺气肿等病的症状。

（2）鸟飞：两手自然下垂，于腹前相合，掌心向上，继而沉肩、起肘、抬腕，呈波浪状向两侧平举，手腕略高于肩部，掌心向下。目视前方，左腿随上肢运动屈膝提起，松肩、沉肘，两掌合于腹前，左腿随之下落，脚尖着地。两掌如前，上举至头顶，手背相对，指尖向上，再下落至腹前，左腿同前随手上提、下落。左脚下落在右脚旁，全脚掌着地，两腿微屈。同时，两掌合于腹前，掌心相对，目视前下方。重复上述动作，左右相反。

作用：鸟飞动作要求上下肢配合协调，身体保持平衡。经常练习可使四肢关节灵活，身体平衡能力加强。两臂的上下运动可改变胸腔容积，配合呼吸运动可起到按摩心肺作用，增强血氧交换能力。

3. 熊戏 熊的动作虽笨拙，却憨态可掬，故熊戏要有熊稳健厚实之感。熊戏主要加强中焦脾胃的运化，增进食欲。

预备式：身体自然站立，两脚分开与肩同宽，两臂自然下垂，两眼平视前方。

（1）熊运：两手握空拳呈"熊掌"垂于下腹部，拳眼相对，两脚站稳，上体前俯内抠，如熊前掌和颈背。以腰胯为轴，上体做顺时针转动，同时熊掌沿左一上一右一下画圈，目随上体摇晃环视。继而逆时针转动，熊掌沿右一上一左一下画圈。手上升时吸气，下降时呼气。两拳变掌下落，自然垂于体侧，目视前方。

作用：熊运可促进脾升胃降，运化正常，可防治消化不良、腹胀纳呆、便秘腹泻等症，并可加强腰背部的活动，可防治腰肌劳损及软组织损伤。

（2）熊晃：两手呈熊掌，身体重心右移，左髋上提，以髋带腿，左膝微屈，向左前方落步，目视前方，重心前移，身体右晃，左臂前靠，身体后坐，左臂后摆，同时右臂前靠。两臂随重心前后移动，交替晃动，腰部两侧亦随重心移动交替压紧、放松。左脚上步，开步站立，同时，两手自然垂于体侧。两掌向身体侧前方举起，与胸同高，掌心向上，目视前方。屈肘，两掌内合下按，自然垂于体侧，目视前方。

作用：熊晃加强了肩、髋关节的活动，腰部的运动加强了中焦脏腑的运化，提髋行走，落步微震，增强髋关节周围肌肉的力量，提高平衡能力，有助于防治老年人下肢无力、髋关节损伤、膝痛等症。

4. 猿戏 猿生性好动，机灵敏捷，猿戏要模仿猿猴东张西望、爬树摘果的神态。猿戏可提高机体的敏捷度，有怡神醒脑之功。

预备式：脚跟并拢成立正姿势，两臂自然下垂，目视前方。

（1）猿提：两手放于腹前，十指撑开，快速撮拢，屈腕紧捏成"猿钩"，耸肩缩脖，重心上提，两臂夹紧，两手上提至胸，含胸收腹提肛，脚跟上提，头左转90°，目随头动，视身体左侧，头转正，两肩下沉，重心下落，松腹落肛，脚跟着地，同时两手于胸前变掌，掌心向下，下按于关元，两掌沿体前下按落于体侧，目视前方。重复时头向右转。

作用：猿提加强了肩颈部位的活动，有助于颈椎病的康复。

（2）猿摘：左脚朝左后方退步，脚尖点地，右腿屈膝，重心落于右腿，屈左肘，左手呈猿钩夹于体侧。眼视右手，右手掌随头左转摆到左耳旁，而后头转向右前方，屈膝下蹲，右脚向右前方掠步，右手掌内翻，掌心朝下，随着掠步向前画弧至右前方呈猿钩，左手上前摘果后呈猿钩，左手由猿钩变为握固，收于头左侧，掌指分开，掌心向上，呈托桃状，右掌经体前向左画弧至左肘下捧托，目视左掌，右腿随之收回成丁步，左脚向左横开一步，两腿直立。同时，两手自然垂于体侧。两掌向身体侧前方举起，与胸同高，掌心向上，目视前方。屈肘，两掌内合下按，自然垂于体侧，目视前方。

作用：猿摘需要手眼并举、四肢协调，可提高机体的反应速度，利于神经系统疾病的康复。

5. 鹿戏 要有鹿安闲静怡的神态，舒展轻盈的动作。鹿戏主要活动筋肉关节，可起到疏肝理气、活血柔筋的作用。

预备式：脚跟并拢成立正姿势，两臂自然下垂，目视前方。

（1）鹿抵：两腿稍微屈曲，重心右移，左脚经右脚内侧向左前方迈步，脚跟着地，脚尖外展近90°。同时两手空拳，双臂自下而上从右侧摆起，拳心向下，当与肩等高时，空拳变为鹿角，目随手动，身体稍前倾，左肘贴及腰侧，右臂充分伸拉，两手随腰部左转，头左转经左肩峰，目视右脚跟，随后，身体右转，左脚收回，开步站立。同时两手向上、向右、向下画弧，两掌握空拳下落于体前，目视前下方。

作用：尾闾运转，可起到强腰补肾、强筋健骨的功效。鹿抵重在运动颈、腰部两侧，增强其肌肉力量和活动幅度，对于腰椎小关节紊乱等有较好防治作用。

（2）鹿奔：左脚跟提起，向前迈步，屈膝，右腿伸直呈左弓步，同时两手握空拳，上肢由身体侧部自下而上画弧前伸，屈腕，高与肩平，与肩同宽，拳心向下，目视前方。重心后坐，手呈鹿角，前臂内旋，手背相对，同时含胸低头，使肩背部如横弓，弓背收腹，使腰背部如竖弓。重心前移，呈左弓步，手变空拳，重心后移，两手随左脚收回，开步直立。两拳变掌，回落于体侧，目视前方，右脚跟提起，向前迈步，形成右弓步，重复上述动作。两掌向身体侧前方举起，与胸同高，掌心向上，目视前方。屈肘，两掌内合下按，自然垂于体侧，目视前方。

作用：鹿奔动作使肩关节内旋，并充分伸展了背部肌肉，利于肩背部疾病的康复，同时，躯干弓背收腹，还可矫正脊柱畸形。

（二）八段锦

此功法每个动作做6次，左右对称的动作左右各3次。

预备式：两足分开平行站，横步要与肩同宽，头正身直腰松腹，两膝微屈对足尖，双臂松沉掌下按，手指伸直要自然，凝神调息垂双目，静默呼吸守丹田。

功法作用：宁静心神，调整呼吸，内安五脏，端正身形。

第一式：两手托天理三焦

十字交叉小腹前，翻掌向上意托天，左右分掌拨云式，双手捧抱式还原，式随气走要缓慢，一呼一吸一周旋，呼气尽时停片刻，随气而成要自然。

功法作用：使三焦通畅，气血调和，提高关节灵活性，防治肩部疾病、颈椎病。

第二式：左右开弓似射雕

马步下蹲要稳健，双手交叉左胸前，左推右拉似射箭，左手食指指朝天，势随腰转换右式，双手交叉右胸前，右推左拉眼观指，双手收回式还原。

功法作用：可刺激督脉和背部诸穴，同时调节手太阴肺经之气，增强上肢力量，提高平衡和协调能力，有利于矫正驼背、圆肩等不良姿势。

第三式：调理脾胃须单举

双手重叠掌朝天，右上左下臂捧圆，右掌旋臂托天去，左掌翻转至脾关，双掌均沿胃经走，换臂托按一循环，呼尽吸足勿用力，收式双掌回丹田。

功法作用：按摩中焦脾胃，调理腑脏、经络。增强脊柱灵活性与稳定性。

第四式：五劳七伤往后瞧

双掌捧抱似托盘，翻掌封按臂内旋，头应随手向左转，引气向下至涌泉，呼气尽时平松静，双臂收回掌朝天，继续运转成右式，收式提气回丹田。

功法作用：刺激大椎穴及背部俞穴。增加颈部、肩部运动肌群的收缩力，增加颈部活动度。活动眼肌，预防眼睛疲劳。

第五式：摇头摆尾去心火

马步扑步可自选，双掌扶于膝上边，头随呼气宜向左，双目却看右足尖，吸气还原接右式，摇头斜看左足尖，如此往返随气练，气不可浮意要专。

功法作用：刺激脊柱、督脉、大椎穴，有助于去除心火。增强颈、腰、髋的灵活性及该部位的肌力。

第六式：两手攀足固肾腰

两足横开一步宽，两手平扶小腹前，平分左右向后转，吸气藏腰撑腰间，式随气走定深浅，呼气弯腰盘足圆，手势引导勿用力，松腰收腹守涌泉。

功法作用：刺激腰阳关、肾俞、委中等穴，有助于防治生殖泌尿系统疾病。

第七式：攒拳怒目增气力

马步下蹲眼睁圆，双拳束抱在胸前，拳引内气随腰转，前打后拉两臂旋，吸气收回呼气放，左右轮换眼看拳，两拳收回胸前抱，收脚按掌式还原。

功法作用：刺激手足三阴三阳经，任脉和督脉。可使全身肌肉结实有力，气力增加。

第八式：背后七颠百病消

两腿并立撇足尖，足尖用力足跟悬，呼气上顶手下按，落足呼气一周天，如此反复共七遍，全身气走回丹田，全身放松做颠抖，自然呼吸态怡然。

功法作用：刺激足部有关经脉，调节相应脏腑功能。刺激脊柱与督脉，使全身脏腑经络血脉畅通，阴阳平衡。增强小腿后部肌群力量，提高平衡能力，有助于解除肌肉紧张。

（三）六字诀

六字诀最早见于梁·陶弘景的《养性延命录》，以后不少有关古代气功的著作中，对此均有所论述，而述之最详的是宋·邹朴庵的《太上玉轴六字气诀》。原来的六字诀是单纯的以练呼为主的静功，从明代起加上动作相配，如冷谦的《修龄要旨》、胡文焕的《类修要诀》等，称其为"去病延年六字诀"，六字为"嘘、呵、呼、呬、吹、嘻"，以发音吐字的不同形式来治五脏疾病。

嘘字音：嘴角微向后引，舌尖向前并向内微缩，齿间与舌两边留有缝隙，使吐气从缝隙缓缓而出，发"xu"音。

呵字音：口形半张，舌轻抵下牙，舌面下压，气流从舌与上腭间吐出，发"he"音。

呼字音：口形撮圆，舌向上微卷，用力前伸，气息从喉吐出，发"hu"音。

呬字音：两唇略向后收，上下齿相对而留一缝隙，舌尖插入缝隙中，发"si"音。

吹字音：两唇向中心撮聚，音从唇出，发"chui"音。

嘻字音：两唇微张，两齿间留有缝隙，舌尖向下抵下牙，气流从齿间吐出，发"xi"音。

习练时，多按五行相生的顺序：嘘—呵—呼—呬—吹—嘻。吐字发声要轻，自己听见即可。

预备式：自然站立，左脚横开与肩同宽，头正项直，下颌微收，目视前下方，口唇闭合，轻合嘴唇，舌体轻抵上腭，含胸拔背，松腰压胯，两膝略屈，沉肩坠肘，两臂下垂，全身放松。

起势：接上式，屈肘，两掌向中心聚拢，上提至膻中后，手掌内翻，缓缓下按至神阙。两掌内旋，使掌心朝外下方，两臂徐徐向前推成圆形，屈膝后坐，掌心向内翻转，缓缓起立，两手收拢于脐前，虎口交叉，两掌相叠，轻捂神阙穴，目视前下，养息片刻。

1."嘘"字功平肝气　接上式，松开两手，掌心朝上，尺侧贴于腰际，向后收于腋下腰间。以腰为轴，左转90°，同时右掌由腰间向身体前上方伸出，当与肩相平时，口吐"嘘"字音。两目逐渐睁圆，目视右指尖。收回右掌，身体转回，目视前下。右转90°，左掌伸出，左右对称重复上述动作。练习"嘘"字诀可降肝火、补肝阴，对于两目干涩、头晕目眩、食欲不振、消化不良等有较好调理作用。

2."呵"字功补心气　接上式，两掌贴腰上提，指尖斜下45°，吸气，两膝略屈下蹲，两掌斜下插出，肘部微屈，目视掌心，收臂内靠，使两掌尺侧相贴，与脐相平呈"捧掌"。直膝站起，屈肘上提，捧于胸前，掌心向内，中指与下颌同高，目视前下。肘尖外展，与肩相平，两掌内翻，指尖朝下，手背相贴。两掌下插，同时口吐"呼"字音，目视前下方。当插至肚脐时，屈膝下蹲，两掌外拨，掌心朝外下，使掌、臂拱成圆形。手腕外旋，两掌尺侧相贴，与脐相平呈"捧掌"，目视掌心，重复捧掌后动作。练习"呵"字诀对于心悸、心绞痛、失眠健忘、舌强语謇等疾病有较好的调理效果。

3. "呼"字功培脾气　接上式，掌心转向神阙，直膝站起，两掌内收至距脐约 10cm 处，略屈膝下蹲，两掌外撑使上肢呈拱圆，并发"呼"字音，目视前下方，缓缓站立，两手内收于脐前。练习"呼"字诀对于脾虚泄泻、消化不良、食欲不振、浮肿、肌肉萎缩、便血、头目沉重、四肢疲乏等有较好的调理效果。

4. "呬"字功补肺气　接上式，两掌自然下落于髋前，上托平膻中，两肘内旋夹肋，两掌顺势相对，指尖朝上。两肘后挤，展肩扩胸，藏首缩颈，目视斜上，屈膝后坐，两掌向前推出，同时口吐"呬"字音，转腕向内，收于胸前。练习"呬"字诀可用于调理外感伤风、背痛怕冷、发热咳嗽、呼吸急促、尿频量少等。

5. "吹"字功补肾气　接上式，两掌前推，松腕前伸，两臂外展呈"一"字，两臂向后下画弧，两掌扶于腰眼，屈膝下蹲。同时口吐"吹"字。两掌沿腰、骶、大腿外侧下滑，提臂收掌环抱于脐前。两膝挺直。收掌贴于腹侧，沿带脉抚运至后腰，再下滑、提臂，收掌环抱。练习"吹"字诀对于腰腿无力冷痛、潮热盗汗、头晕健忘、耳鸣目涩、齿摇发脱、遗精、阳痿早泄、宫寒虚冷等病症有较好的调理作用。

6. "嘻"字功理三焦　接上式，掌臂环绕，自然下落。两掌翻转，手指朝下，手背相贴，直膝，同时抬肘提手至面前分掌、外开、上举，两手画一弧形，掌心向前上方，目视前上方，屈肘，收掌回落于胸前，指尖相对，两膝微屈下蹲，同时口吐"嘻"字音，两掌下按到脐下后外分，停于髋外。两掌背相对内合，再直膝、抬肘，重复上述动作。练习"嘻"字诀可用于调理眩晕耳鸣、咽喉肿痛、胸腹胀闷、小便不利等。

收势：两掌外旋 90°，收掌环抱于腹前，虎口交叉相叠，覆在脐上。同时伸膝站立，目视前下方，养息片刻。

（四）十七式脊椎保健操

预备姿势：头处于中立位，两脚分开与肩同宽，两臂自然下垂，全身放松，两眼平视，均匀呼吸。

1. 颈椎段

双手擦颈：双手掌根部相互叩击敲打30次，力度适宜。再用一手面（指腹、大小鱼际）来回摩擦颈肩部，微微发热为度，左右手交替进行，60次为宜。

双手捏颈：双手小指掌骨侧面（后溪穴）相互叩击敲打20次，再用食指掌骨侧面（合谷穴）相互叩击敲打20次，力度适宜。再用一手（指腹、掌根对称用力）来回捏拿颈肩部，微微发力为度，左右手交替进行，60次为宜。恢复预备式。

前俯后仰：头前屈，使下颌尽量内收，贴近胸骨柄。再后伸，头枕尽量贴近后背，下颌尽量上翘。节律缓慢，前后交替20～30次。头恢复中立位。

垂耳搭肩：左右侧摆头部，使耳垂尽量贴近肩峰。节律缓慢，左右交替各20～30次。头恢复中立位。

左顾右盼：头左右侧旋，使下颌尽量贴近肩峰。节律缓慢，左右交替各20～30次。

头手相抗：双手交叉，紧贴后颈部，用力顶头颈，头颈则向后用力，互相抵抗5～10次。

双手托天：双臂上举，十指相扣，掌心向上，双目仰视手背5秒，再恢复平视。5～10次。头恢复中立位。

2. 胸椎段

旋肩舒颈：双手置两侧肩部，掌心向下，两臂前后旋转，先同时再交替进行各5～10次。

耸肩伸颈：双肩用力上耸，同时颈椎用力下缩。再双肩用力下拉，同时颈椎用力拔伸。交替进行5～10次。

扩胸展翅：前臂屈曲上举，与肩同高，随同呼吸一起运动。呼气时扩胸外展，吸气时缩胸内收，交替进行5～10次。

双臂胸前，十指相扣，掌心向外，向前推动，同时带动胸椎做前屈运动。5～10次为宜，节律缓慢。

双臂背后，十指相扣，掌心向下，向下拉动，同时带动胸椎做后伸运动。5～10次为宜，节律缓慢。

双臂上举，十指相扣，掌心向上，向左右侧屈，同时带动胸椎做侧屈运动。5～10次为宜，节律缓慢。

3. 腰骶段

风摆荷叶：双臂水平伸直，用双臂带动腰部上下摇摆运动。5～10 次为宜，节律缓慢。腰恢复中立位。

风吹杨柳：双臂水平伸直，用双臂带动腰部左右旋转运动。5～10 次为宜，节律缓慢。腰恢复中立位。

按腰后伸：两手掌紧按腰部（腰 2 椎体旁开处），用力向下推摩到骶尾部，同时做腰椎后伸动作，然后再向上推回到腰部。5～10 次为宜，节律缓慢。腰恢复中立位。

力拔千斤：双目平视，双臂上举，十指相扣，掌心向上，向上托动，同时脚跟抬起，做整个身体的向上移动，维持几秒，再缓慢落下。10～20 次为宜。

（五）二十五式关节保健操

1. 劲捏十指

预备式：直立，两足分开如肩宽。

动作：两臂或垂直，或外展平伸，或上举直伸，或向前平伸，两手使劲捏拳－伸掌，成一紧一放之式为一次，如此反复练习 30～60 次。

要求：捏拳、伸掌，均需量力使劲。

活动关节：指间、指掌关节为主，其次是肩、肘、腕关节及其周围肌筋。

2. 转动双腕

预备式：直立，两足分开如肩宽。

动作：两臂或垂直，或外展平伸，或上举直伸，或向前平伸，虎口向前，使腕关节向外旋转一周为一次，如此反复练习 30～60 次。

要求：腕关节旋转灵活轻松，身体站稳。

活动关节：主要是腕关节，其次是肩、肘及前臂肌群。

3. 冲拳拉弓

预备式：挺胸直立，两足分开如肩宽。

动作：冲拳，两臂垂直微屈，紧握拳，拳心靠身，上提近腋下。再从上向下挺伸，随后微屈回收到腋下再伸，一上一下为一次。如此反复练习

15～30 次。拉弓，两臂平举屈肘握拳，拳心向下，对拳平于胸前，再使劲
向两侧胸拉开，呈扩胸，迅速还原为一次，如此反复练习 15～30 次。

要求：伸拳或拉弓，均需使劲，量力而行，身体站稳。

活动关节：主要活动肩、肘、胸、背等肌肉关节。防治肌肉酸痛、活
动受限，并能增强心肺功能。

4. 飞手飞拳

预备式：直立、两足分开如肩宽、两臂平伸。（可配合呼吸）

动作：两手掌上翘，随后两臂向下，屈髋，屈膝下蹲，同时两手渐握
拳，随势下移（呼气）合拢交叉于两膝前上方。接着缓慢直立（吸气）松
拳，两臂直伸外展平肩，两腕微微背伸。一上一下为一次，如此反复练习
15～30 次。

要求：一下一上随势屈伸，意态自然。

活动关节：全身关节均能得到活动。可促进气血循行，加强肌筋功能，
促进内脏活动。

5. 弓步压腹

预备式：直立、左腿向前跨一大步，弓膝，左手掌按左膝上，右手掌
按左手背上，右腿直伸。

动作：挺腰突肚（压腹）同时压膝弹腿，如此反复练习 15～30 次。然
后调换腿、手，右腿向前，右手掌按右膝上，左手掌按右手背上，挺腰压
膝弹腿，如此反复练习 15～30 次。

要求：挺腰、突胸腹、微昂首，膝轻微前屈，松手时全身放松，一压
一挺，使腿微微弹动。

活动关节：全身关节及肌肉均能得到活动，对腹肌肥厚者，压腹活动
有减肥作用。

6. 跑步姿势

预备式：直立，左腿向前跨半步，右手上举过头，左手下垂略后伸。

动作：两手臂一上一下，左右交替，足不移动，腿膝随势屈伸，如跑
步样，如此反复练习 15～30 次后直立；右腿前跨半步，左手上举过头，右
手下垂稍后伸，余动作如上，唯左右交替。如此反复练习 15～30 次。

要求：全身肌肉放松，活动轻快。

活动关节：全身关节及其周围肌筋均能得到活动，并能促进全身气血循行。

7. 弹膝反掌

预备式：直立，两足分开，与肩同宽，两臂向前平伸，直掌，掌心向上。

动作：屈髋屈膝（呈马步势）同时两手向内反掌，掌心向下，随即起立，恢复预备式，一下一上为一次。如此反复练习 30～60 次。

要求：胸腰挺直，上下动作自然。

活动关节：活动髋膝、前臂、腕等关节及其周围肌筋，促进气血循行。

8. 伸掌耸肩

预备式：直立，两臂下垂直伸，手腕背伸，肩周围肌肉放松。

动作：肩关节上伸（耸肩），接着松肩下垂，恢复预备式，一耸一松为一次，如此反复练习 30～60 次。

要求：肩周围肌筋尽可能放松。肘臂直伸，手腕背伸。

活动关节：主要是肩关节，包括肩锁关节和胸锁关节及其周围肌筋。能防治颈椎病和肩周炎等疾病。

9. 胸前分拳

预备式：直立，两足分开如肩宽，屈肘平举臂，握拳对拳于胸前（两乳间），拳心向下。

动作：两拳同时向外分开，两臂轻靠两胸肋后即恢复预备式，如此反复 15～30 次。然后两手握拳相对于小腹前，两臂沿胸前上举过头（吸气），头随拳上昂（身不动），握拳相对，拳心向下，随后两拳迅速从头、额、面、前胸直降至小腹前（呼气），宜低头（身不动），接着上举复原，一下一上为一次，如此反复练习 15～30 次。

要求：身体站稳，肌肉放松，活动自然。两眼随拳上下移动，腰背不动。

活动关节：寰枕关节、肩、肘、腕等关节及腰背胸腹部肌筋，并增强内脏功能活动。

10. 平手转腰

预备式：两足分开，与肩同宽，右手叉腰，左手臂外展平伸，掌心向下。

动作：腰渐向右转45°，左肘随转腰而屈曲，以虎口靠近右肩，腰再向左转，左肘渐直伸，恢复预备式，如此反复练习 15～30 次。然后左换右、右换左，动作也如上，如此反复练习 15～30 次。

要求：两足站稳，上身尽量转足，活动轻松自然。

活动关节：胸、腰、颈、肩、肘、髋各关节及其周围肌筋，并能增强腿力和侧身肌群肌力。

11. 摇转双臂

预备式：直立，两足分开如肩宽，左手叉腰，两膝微曲，右臂自然伸直握拳，拳心向上。

动作：右臂肩从后转向前，呈 360°转一周，10～15 次。然后从前向后旋转一周 360°，10～15 次。换左臂，余动作如上。

要求：挺胸，肩臂旋转时肌肉放松，量力而行，两脚站稳，髋、膝轻微屈伸。

活动关节：主要是肩关节，其次是髋、膝、腕及其周围肌筋。

12. 伸腰张臂

预备式：直立，两足分开如肩宽。

动作：渐渐弯腰至 90°（呼气），两臂随腰下垂内收，两手伸掌相叠（右手掌贴于左手背上），腰渐渐直伸（吸气）至挺腰扩胸昂首，同时两臂随腰上举过头后向两侧分开，外展摊掌（掌心向上）为一次，如此反复 15～30 次。然后两臂上举，至顶时两手掌交叉，两虎口相对，两臂直下，两手向左右侧身前胸划圈。如此反复 15～30 次。

要求：两腿站稳，全身放松，弯腰时腹壁收紧，将胸腹之气全部呼出，挺腰扩胸之时，将胸腹全部舒展，把气吸足。

活动关节：胸肋及腰背肩臂及其周围肌筋，主要增强内脏活动，特别是肺的功能。

13. 平手扩胸

预备式：直立，两足分开如肩宽，两臂平伸掌，掌心向下。

动作：两手臂屈肘回缩，交臂于胸前，接着两臂向两侧平伸扩胸，接着恢复预备式，如此反复 30～60 次。

要求：两腿站稳，直臂或屈肘时稍使劲。直臂时，稍挺胸。

活动关节：上肢关节及胸肋，项背部肌筋。增强心肺功能并宽胸顺气。

14. 弓膝挺腰

预备式：直立，两足分开宽于肩，左足向左前跨一步，两手叉腰，腰向左转45°，左膝微屈前弓，挺胸昂首。

动作：腰背颈后伸，随之，左膝一屈一伸，15～30次。随后，换右足，腰向右转，转向右45°，右膝弓，腰背颈后伸，随之右膝一屈一伸，15～30次。

要求：两足站稳，项胸腰直挺努力后伸，膝屈伸自然。

活动关节：腰背颈项为主，其次是髋膝踝关节及其周围肌筋，能解除疲劳。

15. 绞膝抄手

预备式：直立，左腿向前半步，足外旋踏稳，右小腿面靠左小腿肚（腓肠肌处），两臂外展平伸，掌心向下。

动作：两臂下垂，两腿屈膝，两手呈抄物象，又拢于膝前上方，随后两手臂向两侧划开平伸，掌心向下，一下一上，如此反复15～30次。然后右腿换左腿，左腿换右腿。余动作如上，15～30次。

要求：两小腿相靠，一屈一伸时，腿肚有摩动感。两臂上下活动自然放松。

活动关节：主要活动膝、踝、髋与肩、肘，其次是四肢及腰背肌筋，按摩双脚（俗称"人体第二心脏"），促进血液循环。

16. 弓步冲拳

预备式：直立，左腿向前一步，右足微外旋，两手握拳靠腰，拳心向上。

动作：左膝弓，右拳向前直冲，拳心向下，随即将拳回收至腰。同时左拳向前直冲，将拳回收。接着右拳再向前冲，如此反复15～30次。然后以左换右，以右换左，余动作如上，如此反复15～30次。

要求：腰腿站稳，冲拳时稍有力，活动轻松。

活动关节：四肢关节及腰背肌筋，能强劲增力。

17. 屈膝转手

预备式：直立，两足分开如肩宽，两臂屈肘上举，平肩伸掌，掌心向下。

动作：屈髋下蹲呈马步势，两肘屈曲，同时两手掌向外反掌，掌心向上，旋转一周（向外）15～30次。然后活动如上，唯反掌在预备式时，掌心向上，下蹲式两肘屈曲，掌心向内反，掌心向下，旋转一周（向内），起立时掌心外反，掌心向上，如此反复15～30次。

要求：挺胸直腰，屈膝和起立等动作轻松，柔软。

活动关节：髋、膝、踝、肘、腕等关节及其周围肌筋。

18. 推手摇橹

预备式：直立，左腿向左前方跨步，两手呈半握拳，置胸前两侧。

动作：握拳之手向前推，腕呈屈曲，松拳直臂，左腿随之弓膝，右足跟微浮。接着屈肘收拳，腕呈背屈，回胸两侧，左足跟着地，足尖微浮，右髋微屈，稍呈后坐。15～30次。然后，左腿回原，右腿向右前方跨一步，两手半握拳，置胸前两侧，活动如前，一推一收，如此反复15～30次。

要求：自然轻松，可配合呼吸。

活动关节：四肢及腰背、胸膈肌肉得到活动，促进心肺功能，有健脾润肠通便等疗效。

19. 伸臂乘船

预备式：直立两足，与肩同宽。

动作：两手上举，两手半握拳，上升过头，靠耳，足跟略浮。接着两手伸掌向下垂直，臂微向后伸，身稍后坐，屈髋屈膝，足跟着地，足尖略浮，如此反复30～60次。

要求：动作时思想集中轻松，不宜过度费劲。

活动关节：上下肢各个关节及腰背肌肉，并增强气血循行及心肺的活动量。增强平衡功能。

20. 鼓腰斩肩

预备式：直立两足，略宽于肩。

动作：左臂随势屈肘伸掌，以拇掌（虎口）及食指第一节敲斩右肩锁关节部，右手臂向后屈，以手背叩击腰部命门穴部。后随势右臂回复屈肘，以虎口及食指第一节部敲斩左肩锁关节部，左手臂回复后向后屈，以手背叩击腰部、命门穴部，反复进行30～60次。

要求：两膝可以微屈微伸，敲斩与扣击可略使劲而轻松自然。

活动关节：主要是上肢关节及颈项、腰背肌筋，有意叩击，能疏通气血，调理脏腑。

21. 扭转腰膝

预备式：呈坐马势，两手伸掌，拇指相对，合成一椭圆形，空架于膝上，离膝6～8寸。

动作：两膝先从左向右、向前、向后回旋，腰、髋、膝三个关节呈 S 形扭转，两手掌随膝悬空，随势回旋，完成一转为一次，反复进行 15～30 次。然后动作如上，唯方向从右向左旋转，完成一转为一次。反复进行 15～30 次。

要求：腰臀膝同时配合旋动，凡旋转宜轻柔而稳定。

活动关节：主要是膝、腰、髋、骶尾及其周围肌筋，增强内脏的蠕动，促使形体平衡。

22. 雄鹰展翅

预备式：直立，两足分开，稍宽于肩。

动作：向左转腰约 45°，两臂外展，两手手指呈爪状，向上抬举，稍高于肩后。随后两手伸掌，两腕背屈，两臂缓慢下垂，指掌直伸，复预备式。接着腰向右转约 45°，动作如上，如此反复 30～60 次。

要求：两腿站稳，腰、上肢及肩背尽力向上伸展（提升）。

活动关节：主要是肩、臂、腕、脊背、腰腿等关节及其周围肌筋，增强膈肌和其他内脏功能。能顺理气血、陶冶身心，防治心肺疾病，缓解肩臂、胸背、腰部、四肢的疲劳。

23. 转手推掌

预备式：直立，两足分开如肩宽，两手伸掌，靠腰肋两侧。

动作：两腕掌在腰肋部旋转一周，向前平伸推掌，髋膝屈曲呈坐马势后，回预备式。然后两腕在腰肋部旋转一周，向左右两侧平伸推掌，后随即复预备式，如此为一次，如此反复 30～60 次。

要求：两腿站稳，挺胸直腰，腕宜轻柔，推掌时稍使劲，眼随手走。

活动关节：增强上肢各关节、项背、腰髋、膝等肌筋功能。

24. 肩前甩手

预备式：直立，两足分开如肩宽，两手上举，屈肘，两手手指置肩前，两肘近胸。

动作：两手如抓重物，向后旋转一周，向前抛出（撒手），两臂不动，如此反复 30～60 次。

要求：两手抓物时、甩物时均需使劲，灵活轻松，挺胸直腰。

活动关节：腕、掌、指等关节及其周围肌筋，除烦宁心。

25. 靠背跳跃

预备式：直立，两手屈肘后伸靠腰，左手握拳，右手握左腕部，拇指按内关穴处。

动作：以足尖踏步，进行跳跃，一左一右为一次，如此反复 30～60 次。

要求：全身肌肉放松，跳跃自然，足跟尽量近臀，两手腕宜上下移动，轻松活泼。

活动关节：腰背及四肢关节及其周围肌筋，震击三焦，增强气血循行，并能怡悦心情，活跃思维，消除疲劳。

收势：原地踏步。

预备式：直立。

动作：原地踏步，先提左腿，两手臂前后摆动或左右摆动，左右一步为一次，如此反复 30～60 次。

要求：全身肌肉放松，动作自然，两腿尽量抬平，肩臂随势摆动，连续进行。踏步时宜高喊口令，以调节全身气血功能。

活动关节：能舒松筋骨，使全身各部得到整理。

（六）肩周炎医疗体操

肩周炎全称为肩关节周围炎，俗称冻结肩、肩凝症、五十肩，是以肩部逐渐产生疼痛，夜间为甚，逐渐加重，肩关节活动功能受限而且日益加重，达到某种程度后逐渐缓解，直至最后完全复原为主要表现的肩关节囊及其周围韧带、肌腱和滑囊的慢性特异性炎症。肩周炎是以肩关节疼痛和活动功能受限为主要症状的常见病症。此套医疗体操每一式动作可重复 10 次，是预防、治疗肩关节活动受限的有效方法。

1. 体操棒运动

准备：选择 1 米长度的木棒一根，在健侧肢体帮助患侧肢体下完成肩关节运动。

第一式：持棒前上举运动

预备：两手持棒，稍宽于肩，下垂于体前，分腿直立。

动作：①两手持棍，直臂前上举。②还原预备姿势。

第二式：棒后置运动

预备：同第一节。

动作：①两臂持棒前上举，再屈肘置棒于肩后，两肩外展后张。②还原预备姿势。

此动作锻炼肩外展、外旋功能。

第三式：持棒侧举运动

预备：两手持棒两端，下垂于腿前，分腿站立。

动作：①一臂伸直经侧上举，另一臂稍屈肘，将棒向对侧上推。②还原预备姿势。③向另外一侧侧上举。

此运动向患侧推举时，锻炼患侧肩关节的外展功能，向健侧推举时，锻炼患侧肩关节的内收功能。

第四式：持棒后举运动

预备：两手于体后持棒，分腿站立。

动作：①两臂尽量后举。②还原预备姿势。

此动作锻炼肩关节后伸功能。

第五式：持棒体后上拉运动

预备：体操棒纵置于体后，健侧手在上，虎口向下握棒上端，患侧手虎口向上握棒下端。

动作：①健侧手将棒向上拉，患侧手随棒上提。②还原预备姿势。

此动作锻炼肩关节内旋、内收功能。

2. 肋木运动

第一式：手爬肋木运动

预备：面向肋木站立。

动作：①患手在肋木上，由下逐渐向上摸爬至最高点为止。②还原预备姿势。

第二式：挺身牵拉运动

动作：①两臂伸直，身体重心前移，挺胸、腰，使肩关节后伸拉开。②还原预备姿势。

第三式：背后握肋木下蹲运动

预备：背向肋木站立，两肘屈曲，两手心向上握肋木。

动作：①两手握住肋木，屈膝下蹲。②还原预备姿势。

第四式：两臂侧举握肋木下蹲运动。

预备：背向肋木站立，两臂侧举，虎口向下握肋木。

动作：①两膝屈曲下蹲至最大范围，肩外展。②还原预备姿势。

第五式：悬吊运动

预备：两手握住肋木，两脚站在肋木横杠上。

动作：①两脚悬空，整个身体悬吊于肋木上。②稍停片刻后，还原成预备姿势。

注意事项：进行肩关节各种活动时，上体要保持正直，避免腰部活动代偿，使肩关节达到最大活动范围；锻炼中允许有轻微的疼痛，切勿因此而停止锻炼。每日锻炼1~2次，必须持之以恒才能取得良好效果；在体疗中应尽可能利用器械及健侧上肢的力量帮助患侧肩关节进行活动；在生活中要尽量利用患侧手进行力所能及的操作，才能巩固锻炼效果。

（七）腰椎间盘突出医疗体操

依照循证医学对腰椎间盘突出症的诊治方法进行分析与评估后得出结论，运动疗法既经济又有效。腰肌力量强的人腰椎间盘突出症发生率低，这也反证了以肌力训练为重点的运动疗法的有效性。

1. "双桥式" 仰卧，双腿屈曲，双脚平放床上，腰部用力使身体离开床面。尽量弓起身体，保持平衡，保持30秒为1次，10次/组，2~3组/日。

2. "飞燕式" 俯卧床上，手背后，双腿并拢，腰部用力，使头及腿同时远离床面，于最用力位置保持至力竭为1次，5~10次/组，2~3组/日。此练习主要锻炼腰背肌肌力。

3. 屈腿仰卧起坐 仰卧位，双腿屈髋屈膝，双脚平踩于床面，上身抬起，使肩胛骨离开床面。上身抬起不可过高，以免增加腰椎负荷。保持至力竭为一次，间歇5秒。5~10次/组，2~3组/日。此练习主要锻炼腹直肌和腹外斜肌。

4. "空中自行车"练习 平卧，双腿抬起，在空中模拟骑自行车动作，要缓慢而用力。一般练习20~30次/组，2~4组/日。此练习主要锻炼腹肌及腰部的控制能力，同时有效提高整个下肢的力量。

5. 俯卧四点支撑 俯卧于床上，双臂屈曲于胸前，用双肘部及双脚尖将身体支撑抬起，至身体成一直线。保持10~30秒为1次，间歇5秒。5~10次/组。

（八）运动阶段性与四季锻炼

1. 运动阶段性　任何一次有目的锻炼，都应该由三个阶段组成，即准备阶段、训练阶段和整理阶段。

（1）准备阶段：通过做准备活动，使身体功能由相对安静状态过渡到适宜强度的运动状态，也就是我们经常说的"热身"。该阶段的任务，在于通过准备活动提高神经中枢和肌肉的兴奋性；动员和加强心脏活动和呼吸功能，增加肌肉的血流量和供氧量；使体温适当升高，提高酶系统的活性，加快生化反应过程，使肌肉黏滞性下降，弹性增强，防止受伤；加强体内物质代谢过程，为机体进行正式锻炼做好准备。

准备阶段的时间一般在 10 分钟以上，根据年龄、季节和运动水平等情况可适当增减。少年儿童神经系统灵活性高，准备活动时间可短些。寒冷季节，准备活动时间可长些；运动水平低的体弱者，准备活动的强度和运动量不能过大，时间也可短一些。高水平的耐力性项目，运动员准备活动时间可长些，有的要达 30～50 分钟。

准备活动的量与强度应低于正式活动，活动的形式通常可先做一些伸展性的柔软体操，依次活动身体各部位关节，再做一些轻松的节律性运动，逐渐增大运动幅度和速度，使心血管及呼吸系统的功能逐渐动员起来，直至接近正式活动的强度。适宜的准备活动强度应该是使身体发热，微微出汗，呼吸明显增加。

准备活动后应有一短时间的休息间歇，然后开始正式运动，间歇的时间不宜长，约 3 分钟为好。特别需要提醒的是，准备活动不等于拉伸，千万不要拉伸还没有活动开的肌肉，这样更加容易受伤。

（2）训练阶段：训练阶段是指通过实施运动处方的运动项目，使身体维持在相对较高功能状态下持续运动锻炼的过程。健身运动中该阶段的主要任务是：达到和保持适宜的负荷强度，使机体在稳定状态下持续运动所需要的时间，促使心血管、呼吸系统和有氧代谢等持续高效工作，从而锻炼其适应能力，提高功能潜力。

适宜的负荷强度，即锻炼过程中设定的负荷强度，要在实际运动中通过一定时间的自我反复调试和校正，才能达到较准确的程度。持续运动所需要的时间，即锻炼过程中设定的时间，一般至少应在 10 分钟以上。若是采用间歇训练的运动类型，如球类运动等，整个持续运动的时间可长些。

（3）整理阶段：整理阶段是指通过做整理活动，使身体功能由激烈的运动状态逐渐恢复到相对安静状态的过程。整理活动是在正式运动后，逐渐降低负荷强度，做一些较轻松的身体运动。其目的是使人体激烈的肌肉活动逐渐得到松弛，心血管和呼吸系统紧张的功能活动逐渐缓解，减轻疲劳程度，促进体力恢复。

整理活动的内容和准备活动的内容相似，但安排的顺序要颠倒，动作应较缓和，尽应量使肌肉放松。最后还可以做一些拉长肌肉的运动，以利于疲劳的消除。整理活动的时间一般应在 5 分钟以上。

（4）恢复措施

①运动性手段：积极性休息，是指结束后采用变换运动部位和运动类型，以及调整运动强度的方式来消除疲劳的方法。另外，做一些静力性牵张练习，使参与活动的肌肉得到牵张、伸展和放松，可有效消除运动引起的肌肉痉挛，加速肌肉功能的恢复，预防延迟性肌肉酸痛。

②睡眠：在睡眠状态下，人体内代谢以同化作用为主，异化作用减弱，从而使人体的精力和体力均得到恢复。

③物理学手段：一般采取的物理手段有按摩、水疗、吸氧、运动功能贴等。

④营养学手段：一般如补充水、糖、维生素（B_1、C、E）、矿物质（如钠、钾、镁、锌）、蛋白质、氨基酸、碱性和特殊营养物质（如苹果酸、牛磺酸）等。合理应用中医药方法可以使疲劳尽快消除。常用的中药有人参、当归、生地黄、酸枣仁和五味子等。

2. 四季锻炼

（1）春季锻炼：由于春天温暖气温的刺激和白天的时间延长，夜间变短，所以使人们经常发困想睡觉。春天容易发困，并不是因为人体需要更多的睡眠时间，通常每天只要睡眠 8 小时左右，就可以达到休息的目的，相反，过多的睡眠常常会使人处于一种萎靡不振的精神状态。要利用这大好时光，到室外充分享受温暖的阳光和新鲜的空气，可以使皮肤"制造"更多的维生素 D，还有利于钙和磷的吸收。

春天运动健身要注意：春天是高血压病、心脏病、精神疾病易发的季节，患有这些疾病的人群在起居、饮食、用药、运动等方面要格外注意。春天的气候变化较大，时热时冷，如果不注意天气变化而增减衣服，就可能患感冒。

（2）夏季锻炼：夏季温度高，湿度也大，在这样热的环境中进行运动，会使人体承受较大的压力，导致某些器官的功能发生复杂的变化。

夏季进行体育锻炼应注意：要避开烈日当空的时间，运动健身后要及时洗澡。最好选择在上午十点钟以前和下午四点钟以后较凉爽的时候，还可以选择树荫下或室内进行运动健身。因为天气热，所以在夏季运动健身的运动量要适当减小一些。夏季，心脑血管病人的病情多趋向平稳，对于患心脑血管病的中老年人来说，每天适量饮水十分必要，特别是早晨起床应该饮用一大杯水，来补充夜晚的失水量。

（3）秋季锻炼：秋季开始，即要注意耐寒锻炼，以增强肌体适应多变气候的能力，提高对疾病的抵抗力。运动量不宜过大，以防出汗过多，运动宜选择轻松平缓、活动量不大的项目。参加登高活动也要量力而行，注意安全。如果是准备进行冬泳的朋友们，在秋季时就要不间断地进行游泳，逐渐适应降低的水温。

秋季体育锻炼要注意：秋季并不总是天高气爽，当秋雨连绵或是秋风瑟瑟、草木凋零时，人往往在心理上会产生凄凉、伤感的感觉，在这时进行一些集体的体育活动，会缓解这些负面的、消极的心理状态。晚秋时天气渐冷，运动健身时要随着天气的变化而增减衣服，避免受凉。

（4）冬季锻炼：冬天虽然寒冷，但是在低温的环境下进行体育锻炼，可以增强抵抗严寒的体质和防御疾病的免疫能力。因为在低温环境中健身锻炼，可使肌肉僵硬，黏滞性提高，容易造成运动损伤，暴露的身体部位还容易造成冻伤，因此要充分做好准备活动。要避免冷风刺激呼吸道，注意保温。应穿多层衣服，以便运动热身后随时增减，在运动间歇时要及时穿衣。在运动过程中要穿着适当的服装，鞋袜要保暖、合适，不要过紧而影响血液循环。应坚持冬季室外锻炼，增强机体的耐寒能力。长时间运动过程中，要注意合理分配体力，维持一定的运动强度，保证机体正常产热。不要单独进行长时间户外运动，应有同伴。

附篇：中医文化略述

（一）周口市中医院院徽、院歌、院训

1. 周口市中医院院徽

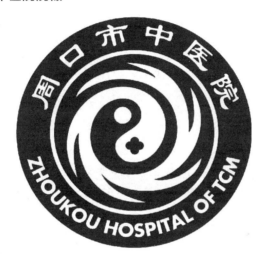

（1）该院徽取太极图形之义变化而来，既体现了周口市中医院的中医行业特色，也体现了周口羲皇在此生息、道家在此繁衍的地方历史文化特色。

（2）医院名称上"中"下"西"，寓意中医院在继承传统中医医术的同时，博采众长，积极吸收西医的精华，中西医结合，为我所用的创新精神。

（3）中部图形为吉祥鸟"凤凰"变化而来，寓意健康、和谐、吉祥，与医院治病救人、关爱生命的理念相契合。又似一卷旋轮，乘风而驰，寓意医院积极进取，不怕困难，做时代中医的领衔者风范。

（4）整体色彩选用传统的朱褐红，体现了中医特色。

2. 周口市中医院院歌

我们是新一代中医

周口市中医院院歌

1=♭B 2/4

5 3.4 5.65 | 5 32 | i 5 | 6667 | i 76 | 52 4 | 3 — |
中华 中原 我 的 故 乡，中原之水 育 我 成 长，
中华 中原 我 的 故 乡，中原父老 育 我 厚 望，

5 3.4 5.65 | 5 3i | 2 6 | 6667 | i 76 | 5 23 | i 0 |
中华 中原 我 的 骄 傲，中医瑰宝 壮 我 炎 黄。
中华 中原 我 的 源 泉，光大中医 兴 我 炎 黄。

5 3 | 3 — | 2.i 7i | 2 — | i. 7 | 6.75 | 6 — | 6 0 |
（男）华 佗 张仲 景 千秋神 医，
（男）雷 锋 白求 恩 万代楷 模，

2 7 | 7 — | 6 5.6 | 3 — | 2 7 | 6.72 | 5 — | 5 0 |
（女）针 灸 推 拿 举世无 双，
（女）全 心 全 意 救死扶 伤，

5 3.4 5.65 | 5 3i | 2 6 | 05 35 | 4 — | 3 — | 24 3 2 |
（齐）继往 开来 担起 重任 新一代中 医 苗壮成
（齐）继往 开来 再攀 高峰 周口市中 医院 凯歌高

i | — | i 0 | :‖ ‖
长。
唱。

3. 周口市中医院院训

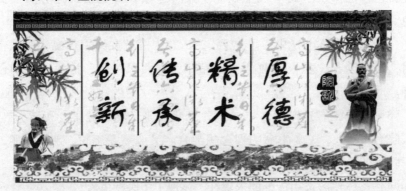

滚滚沙颍河水，滔滔千年风雨，不尽东流。

巍巍周口望郡，处中原腹地，积蕴丰饶。

周口是一片古老而神奇的土地，伏羲、神农、女娲都在此立足，肇始了华夏文明。伏羲制九针，神农尝百草，发明了中国医药。周口不仅是华夏历史文明曙光升起的圣地，也是中国传统医学的滥觞。据史料记载，明万历年间，李时珍在周口的首家中医药铺"瑞竹堂"作客48天，将其44个药方引入了煌煌巨著《本草纲目》。目前，全市已有26个传统中医药项目列入非物质文化遗产名录，深厚的历史文化渊源成就了周口中医的精良与纯正。

沐浴历史光华，传承文化精髓。作为全市中医的领军团队，国家三级甲等中医院——周口市中医院，我们以全面继承与发展中国传统医学为己任，制定了"厚德、精术、传承、创新"的院训，这朴实无华的8个字是医院的文化核心，承载着我们的责任与担当，见证着我们的创业与发展，寄托着我们的理想与希冀。

厚德是立院之本。人命至重，有贵千金，一方济之，德逾于此。厚德就是崇尚"生命至重，唯人最尊"的道德信念，倡导"医乃仁术，济人为本"的仁爱思想，恪尽"贵义贱利，自正己德"的自律原则。我们把"厚德"作为院训之首，不仅是对中医传统道德的继承，更是基于自身责任而对医者仁心的深化和延展，目的就是让全院医务工作者成为受老百姓欢迎和信任的苍生大医。

精术是立院之基。医贵乎精，孙思邈说：学者必须"博极医源，精勤不倦"。药王的千古名言至今是医务工作者的座右之铭。我们将精术作为院训，与其说是诫勉医者，倒不如看作是见贤思齐的郑重誓言。发扬精术敬业精神，提高医疗技术水平，努力达到救民济世的终极目标。

传承是立院之源。中华传统医药在传承中发扬光大，依托和发挥得天独厚的地方中医药文化优势，深入挖掘和整理民间特色医药医方，广纳中医药名贤良才，传承高尚医德，传承良好医风，传承精湛医术，是我们建设中医特色突出、专科优势明显、服务功能完善、科研与时俱进的现代化综合医院不竭的源泉。

创新是立院之魂。传承的意义并不仅仅在于继承，更在于创新。在医学空前进步的今天，如何融入先进医学理念和科学技术，与西医相结合取长补短，已经成为中医的时代命题。在创新中宏扬国粹时不我待。为此我们把创新作为院训的要义、立院的灵魂，厚德载物，大医精诚，传承固本，创新发展。

厚德、精术、传承、创新的院训，积聚着周口市中医院全体医务工作者的决心和士气，我们已经跻身全国中医医院百强行列，凭着这样的决心和士气，我们一定能在传承华夏历史文明、弘扬中医文化、服务中原经济区建设中大有作为，做出新的更大的贡献。

（二）诗歌：《我骄傲　我是中医人》

在无数蓝色的眼睛和褐色的眼睛之中，

我有一双宝石般黑色的眼睛；

在无数白色的皮肤和黑色的皮肤之中，

我有着大地般黄色的皮肤。

我骄傲，我是中医人！

我是中医人，

整体观念是我挺起的胸膛，

辨证施治是我沸腾的血液，

三因制宜是我不屈的脊梁；

阴阳是我扬起的手臂，

五行是我站立的脚跟，

藏象是我有力的声音。

我骄傲，我是中医人！

我是中医人，

我的祖先最早观天象、创八卦，

我的祖先最早尝百草、制九针；

我的祖先最早编辑《黄帝内经》，

我的祖先最早撰写《本草纲目》；

我是岐黄术、千金方的后裔，

我是五禽戏、八段锦的子孙。

我骄傲，我是中医人！

我是中医人，

在中华的医史长河中，

不仅有万古不朽的伏羲氏、神农氏、轩辕氏，

还有那千秋流芳的张仲景、孙思邈、李时珍；

在中华的医史长河中，

记载着风雨不灭的医圣药王、华佗再世、春暖杏林的佳话，

传承着雷电不动的大医精诚、医乃仁术、救死扶伤的精神。

我骄傲，我是中医人！

我是中医人，

望闻问切四诊合参胸有成竹，

寒热温凉四气五味运筹帷幄，

三部九候五脏六腑弹指明了，

君臣佐使一方经典妙手回春。

我骄傲，我是中医人！

我是中医人，

日月星天之奥，

水火风地之灵，

精气神人之杰；

天人相应百脉和，

道法自然经络通，

恬淡虚无福长寿。

我骄傲，我是中医人！

我是中医人，

烧山火、透天凉，代表着针灸绝技，

鸣天鼓、推桥弓，展现着推拿神功，

麻沸散、青蒿素，叙述着中药传奇，

当屠呦呦站在诺贝尔最高领奖台上，世界在点赞！

我骄傲，我是中医人！

我是中医人。

习总书记说："中医药学凝聚着深邃的哲学智慧和中华民族几千年的健康养生理念及其实践经验，是中国古代科学的瑰宝，也是打开中华文明宝库的钥匙，更是中华文化伟大复兴的先行者。"

（有感于参加中国援埃塞俄比亚第十九批医疗队，于提露内丝－北京医院中国中医中心工作；有感于从事中医临床工作三十余年；根据王怀仁先生的《我骄傲　我是中国人》改编。作者：龚广峰）